Bernadett Gera

Energetische Fingerübungen

IRISIANA

Einleitung

Das Bewusstsein hinsichtlich der Möglichkeiten, auf das eigene körperliche und seelische Wohlbefinden einzuwirken, wird seit einigen Jahrzehnten stetig größer.

Genauso wie das Interesse an der eigenen Gesundheit und Naturheilverfahren zunimmt, die die Gesundheit unterstützen, steigt auch das Interesse daran, wie man seine Gesundheit und äußeren Umstände mithilfe seiner Gedanken beeinflussen kann. Seit über einem Jahrzehnt sprießen Bücher über diese Themengebiete geradezu aus dem Boden. Bestsellerautoren zitieren zum einen einzelne westliche Naturwissenschaftler, die in den letzten knapp 100 Jahren immer wieder bestätigt haben, dass der Geist auf Materie einwirken kann. Zum anderen erwähnen sie jahrtausendealte Textquellen, welche auf dieselben Sachverhalte hinweisen. Manchmal werden diese Hinweise als Irrglauben für Naive und Tagträumer abgetan. Doch das stimmt nicht. Allein das Wissen um Placebo- und Nocebo-Effekte verdeutlicht, dass durch die Kraft der Gedanken körperliche Symptome verbessert, verschlechtert oder hervorgerufen werden können. Die beeindruckende Tragweite dieser Fakten wird immer intensiver durch die Psychoneuroimmunologie belegt – einen Wissenschaftszweig, der zeigt, wie die Psyche (Psycho-) das Gehirn und das Nervensystem (-neuro-) steuert, was sich wiederum auf das Immunsystem (-immun-) auswirkt. Gedanken und Emotionen haben einen direkten Einfluss auf das Immunsystem. Wie außerdem inzwischen von einigen Wissenschaftlern belegt wurde, handelt es sich bei unseren Gedanken um messbare Schwingungen. Obwohl wir sie nicht sehen können, existieren sie in der feinstofflichen Welt und beeinflussen die Materie.

Es gibt eine Geschichte über drei Salzkristalle, mit der ich dieses Buch gerne beginnen möchte. Diese drei Salzkristalle beschließen eines Tages, einen Ausflug an den Strand zu machen. Sie sitzen den ganzen Nachmittag im warmen Sand, betrachten die Wellen und philosophieren darüber, wie es wohl wäre, in den Wellen zu schwimmen. Da steht der eine Salzkristall voller Neugierde, Forschungsgeist und Abenteuerlust auf und geht entschlossen ins Wasser. Die Erfahrung, die ihm widerfährt, ist unglaublich inspirierend und überwältigend. Er löst sich auf und verschmilzt mit dem Wasser, wodurch Salzwasser entsteht. Er hat einen Heidenspaß, während er als Welle tanzt und viele Seiten und Facetten des Meeres kennenlernt – von der ruhigen Tiefe bis hin zur dynamischen Oberfläche. Er erweitert sein Wissen, macht ganz neue Erfahrungen über große Dimensionen, und dabei überfällt ihn eine unglaubliche Sehnsucht nach seinen Freunden. Voller Energie möchte er seine Inspiration und Freude teilen, doch das ist nicht möglich.

Sie werden das kennen. Zum einen kann man, wenn man bestimmte Erfahrungen gemacht hat, nicht mehr umkehren. Die Erfahrungen verändern einen. Wenn man entdeckt, dass es noch etwas »hinter den Dingen«, außerhalb unserer materiellen Welt gibt, dann kann man nicht mehr in den normalen Alltag zurück, auch wenn dieses »hinter den Dingen« im ersten Moment nicht greifbar erscheinen mag. Zum anderen kann man eine Erfahrung niemandem in vollem Umfang vermitteln. Man kann davon erzählen und den anderen ermuntern, bestimmte Schritte ebenfalls zu tun. Aber wirkliches Verstehen entsteht nur, wenn die Person selbst die Erfahrung macht.

Die Geschichte endet recht traurig, denn die beiden Freunde unseres abenteuerlustigen Salzkristalls gehen nicht ins Wasser. Einer der am Strand gebliebenen Kristalle sehnt sich zwar innerlich nach einer neuen Erfahrung, die sein ganzes Leben verändern könne. Er hat jedoch Angst vor dem Unbekannten und entscheidet sich daher, am Strand zu bleiben und sein Leben so weiterzuleben, wie er es gewohnt ist. Dieses Bekannte bietet ihm eine gewisse Sicherheit. Doch er verpasst die Möglichkeit, neue Erfahrungen zu machen und seinen Horizont zu erweitern.

Der andere am Strand verbliebene Salzkristall scheint durchaus sehr interessiert, jedoch möchte er vorab die Erfahrungen seines Freundes *begriffen* haben. Er besteht darauf, erst dann ins Wasser zu gehen, wenn er voll und

ganz verstanden hat, was seinem Freund passiert ist. Nur dann könne er entscheiden, ob er es ebenfalls ausprobieren möchte und ob diese Erfahrung seine Zeit wert sei. So bleibt er am Strand und klügelt und klügelt.
Es gibt jedoch leider Dinge, die wir analytisch, mit unserem Verstand, nicht begreifen können. Unser Intellekt ist lediglich ein Werkzeug. Die substanziellen Dinge in unserem Leben begreifen wir nicht mit dem Verstand, sondern indem wir sie mit verschiedenen Bereichen unseres Körpers gleichzeitig erleben – also nur über die Erfahrung selbst. Erst indem wir Dinge *tun* und uns mit ihnen auseinandersetzen, können wir sie verstehen. Davor bleibt alles bestenfalls nur leeres, theoretisches Wissen.
Welche Dinge wir für möglich oder unmöglich halten, wird geprägt und beeinflusst von unserer Erziehung, von unserer kulturellen Umgebung und allgemeinen Glaubenssätzen. »Wunder« sind Situationen, die sich von dem unterscheiden, was wir als normal und gängig erachten. Spontan- oder Wunderheilungen weichen von der Norm ab, weswegen sie auch mit Begriffen bezeichnet werden, die auf Außergewöhnliches hindeuten. Es sind jedoch nur wir selbst, die uns diese Grenzen auferlegen. Nichts, von dessen Unmöglichkeit wir fest überzeugt sind, wird jemals passieren oder von uns wahrgenommen werden. Damit meine ich nicht, dass man sich Wunschträumen hingeben oder sich Dinge einreden soll. Vielmehr möchte ich Sie dazu ermuntern, allem so offen wie möglich – mit der Neugierde eines Kindes – zu begegnen. Denn alles, wogegen wir uns weigern, es für möglich zu halten, bleibt außerhalb unserer Reichweite.
Die uns umgebende und durchdringende Lebensenergie, das sogenannte Qi, Prana, Mana oder Orgon, ist tatsächlich etwas sehr Reales. Viele Wissenschaftler unterschiedlicher Kulturen haben sie erforscht und auf verschiedene Weise zu belegen versucht. Weil man sie meist nicht sehen kann, wird die sogenannte »feinstoffliche Welt« manchmal als Esoterik abgetan. Doch das ist sie keineswegs. Es ist nicht schwer, »etwas« zu spüren, aber man benötigt Geduld und Forschergeist. Die Zeit, die man hierfür aufwendet, ist keines-

wegs verloren, auch wenn sich das Empfinden dafür noch nicht entwickelt hat, denn die positiven gesundheitlichen Wirkungen von Übungssystemen, die mit dieser Energie arbeiten, wurden vielfach bestätigt und bewiesen. Sie fördern die körperliche und geistige Gesundheit und das Wohlbefinden prophylaktisch oder unterstützend bei bereits vorhandenen Beschwerden. Sie stärken die Widerstandsfähigkeit des Körpers, regulieren und harmonisieren den Blut-, Lymph- und Energiefluss sowie das gesamte Nervensystem. Sie fördern innere Ruhe, Aufmerksamkeit und Selbstwahrnehmung und lindern die negativen Auswirkungen von Stress. Besonders schön ist, dass sie sich auch dann schon positiv auswirken, wenn wir diese Energie noch gar nicht konkret wahrnehmen können.

Die in diesem Buch beschriebenen Übungen mögen für den einen oder anderen Leser anfangs schwierig erscheinen. Die Übungen spielen sich nicht hauptsächlich auf körperlicher Ebene ab, sondern beziehen Ihre Visualisierungs- und Konzentrationsfähigkeit mit ein. Das kann unter Umständen zunächst eine kleine Herausforderung sein, jedoch stärken Sie dadurch nicht nur Ihren Körper, sondern fördern zugleich Ihre mentalen Fähigkeiten (beispielsweise Konzentrations- und Reaktionsfähigkeit) sowie Ihre Gedächtnisleistung. Das kann Ihnen auch außerhalb der Übungspraxis von großem Nutzen sein.

Lassen Sie sich nicht entmutigen, wenn Ihnen etwas nicht auf Anhieb gelingt. Es ist wie mit allem im Leben: Übung macht den Meister und steter Tropfen höhlt den Stein. Lassen Sie uns mit den Übungen in diesem Buch nicht nur etwas für unseren Körper und Geist tun, sondern uns auf eine Entdeckungsreise zum Qi in uns und um uns herum begeben. Es ist die grundlegende Kraft des Universums, die uns bei der Harmonisierung und Aktivierung unserer Selbstheilungskräfte unterstützen kann. Es ist diese Kraft, die uns dabei unterstützen kann, sprichwörtlich gesund bis in die Fingerspitzen zu werden – und zu bleiben.

意

GESUND UND BEWUSST DURCH FINGERÜBUNGEN

Chinesische Heilkünste

Seit Jahrtausenden strebt der Mensch nach Gesundheit und Wohlbefinden. So haben diese Aspekte auch im chinesischen Raum einen hohen Stellenwert.

Eine Redewendung besagt, dass der gewöhnliche Arzt eine Krankheit dann behandle, wenn sie ausgebrochen sei. Ein guter Arzt aber behandle Krankheiten, *bevor* sie entstünden und sich zeigten. Verfahrensweisen, die dieses Vorgehen unterstützen, waren schon seit frühester Zeit Bestandteil der chinesischen Kultur. Ihr Ziel ist es, die Lebensenergie im Organismus zu aktivieren und zu vermehren sowie körperliche und psychische Blockaden zu lösen, damit die Energie freier und durchgängig entlang der Energiebahnen fließen kann, die sich im Körper befinden. Diese Lebensenergie, die in unterschiedlichen Kulturen unter verschiedenen Bezeichnungen Erwähnung findet, wird in China Qi genannt.

Die »Arbeit« mit dieser Kraft ist auf unterschiedlichen Wegen möglich, so beispielsweise über Bewegung (wozu auch stille, ruhende »Bewegungen« zählen), über die Atmung und mittels Visualisierung. Auch andere Bereiche des Lebens, beispielsweise Umweltbedingungen und die Ernährung, können Auswirkungen auf den freien Fluss der Lebensenergie Qi haben. So gibt es Lebensmittel und Kräuter, die den Fluss in bestimmten Leitbahnen fördern oder auch hemmen können. Man sagt, dass verschiedene Übungsmethoden wie Qigong, die den freien Energiefluss im Körper fördern, ausschließlich unter strikter Geheimhaltung praktiziert und weitergegeben wurden. Nachdem wir in unserem Kulturkreis unseren Fokus lange vor allem auf die physisch-materielle Ebene richteten, das Feinstoffliche unbeachtet ließen, ja teilweise sogar ignorierten und verleugneten, verbreitet sich das Wissen über den Zugang zu feinstofflichen Energien seit einigen Jahrzehnten wieder mehr. Bei regelmäßiger Übung lässt sich auf diese Weise physisches, emotionales und mentales Wohlergehen herstellen.

Wir lernen, dass der Mensch nicht nur eine Art Maschine ist und dass Beschwerden an bestimmten Körperstellen nicht isoliert betrachtet werden sollten. Vielmehr muss der ganze Körper, der ganze Mensch miteinbezogen werden. Zudem lernen wir, welchen unglaublichen Einfluss der Geist auf die Materie hat und dass es möglich ist, über bestimmte Übungen, die wir beispielsweise aus den chinesischen Heilkünsten kennen, die Harmonisierung des Qi-Flusses im Körper direkt zu beeinflussen. Eine Förderung der Gesundheit, der inneren Kraft, eine Schulung des Geistes – dies ist das Geschenk, welches uns bestimmte Übungen geben. Wir können einen Zustand erreichen, der in schamanischen Techniken und ursprünglichen Lehren aller Kulturen vorgesehen ist. Dadurch wird die Fähigkeit zur Selbstheilung fast unerschöpflich.

Eine wirkungsvolle Methode, die die Einheit von Geist und Körper fördert und zugleich ein unerschöpfliches gesundheitsförderndes Potenzial bietet, ist die chinesische Heil- und innere Kampfkunst Yiquan. Sie kann wunderbar eine eventuell vorhandene Qigong-, Yoga- oder Meditationspraxis ergänzen, da sie die Wirkungen der jeweiligen Übungen verstärkt. Sie kann aber auch komplett eigenständig angewandt werden und dabei unter anderem das Immunsystem stärken. Die Verbreitung dieser von dem legendären chinesischen Kampfkunstexperten Wang Xiangzhai entwickelten Methode begann in den 20er-Jahren des letzten Jahrhunderts. Yiquan fand aufgrund seiner Wirksamkeit den Weg in viele Kliniken. Wang Xiangzhai, der seit frühester Kindheit verschiedene Heil- und Kampfkünste erlernt hatte, war über die Landesgrenzen hinaus für seine Fähigkeiten bekannt. Er widmete sein Leben der Erforschung des inneren Kerns, der hinter allen Übungssystemen liegt, welche die innere Kraft und Vitalität fördern. Viele der entsprechenden Geheimnisse wurden jahrzehntelang durch die Weitergabe in bekannten Ahnenlinien erhalten oder wurden nur sehr engen Schülern weitergegeben, einige gingen durch zerbrochene Ahnenlinien verloren. Wang Xiangzhai war zutiefst überzeugt, dass man jedem Menschen alles Wissen zur Verfügung stellen sollte – nicht nur wenigen Auserwählten. Er entwickelte die Heil- und innere Kampfkunst Yiquan, in der sich der Kern aller Heil- und Kampfkünste wiederfindet: die Wichtigkeit der Entwicklung einer inneren Kraft. In seinen letzten Lebensjahren widmete sich Wang Xiangzhai insbesondere der Förderung und Unterstützung der Gesundheit durch Yiquan. Er stellt mit diesem Übungssystem eine unschätzbare Methode zur Verfügung, die das Verständnis für das fördert, was »hinter den Dingen« liegt und was den Kern bekannter Übungssysteme bildet.

Die Lebensenergie Qi

Konzepte und Beschreibungen dieser alles durchdringenden Lebenskraft findet man in allen Kulturen der Welt. Die Chinesen bezeichnen sie als Qi, die Inder als Prana, die Tibeter als Lung, die Hawaiianer als Mana. Ihre Existenz gehört zum Grundwissen aller traditionellen Kulturen. Sie wird auch immer nachhaltiger durch Erkenntnisse der Naturwissenschaften, besonders der Quantenphysik, Biochemie und Neurologie, bestätigt. Frühere Versuche, Qi zu untersuchen, wurden in unseren Breiten beispielsweise von Franz Anton Mesmer, Wilhelm Reich, Semjon Davidowitsch Kirlian und Julius Krmessky unternommen, lange nachdem Aristoteles, Hippokrates, Demokrit und Paracelsus bereits an seine Existenz glaubten.

Das Qi können Sie sich als grundlegende Energie und alles durchdringende Lebenskraft vorstellen. Sie wirkt allgegenwärtig auf fein- und grobstofflicher Ebene, schwingt in unterschiedlichen Frequenzen und wird daher auch in unterschiedliche Qi-Arten unterteilt. Um seine eigene Gesundheit und Vitalität zu stärken, sollte man stets darauf achten, das sogenannte nachgeburtliche Qi aufzuladen. Reichert man es durch Bewegungsformen wie Qigong, Yiquan, förderliche Atmung und die richtige Ernährung an, wird wesentlich weniger von dem sogenannten vorgeburtlichen Qi verbraucht, dessen Stärke unter anderem unsere Lebenserwartung und -qualität bestimmt. Stellen Sie sich zwei Gläser Wasser vor, bei denen erst dann aus dem ersten Glas (vorgeburtliches Qi) getrunken wird, wenn das andere (nachgeburtliche Qi) leer ist. Nach chinesischer Lehre entstehen keine Krankheiten und Beschwerden, solange ein ungehinderter und ausgeglichener Energiefluss (beziehungsweise Qi-Fluss) im ganzen Körper gegeben ist.

Die Bedeutung des Yi

Suchen Sie sich einen Platz, an dem Sie für einen kurzen Moment ungestört sind, und lesen Sie sich die folgende Geschichte aufmerksam durch. Versuchen Sie, alles Beschriebene so deutlich, bildhaft und lebendig wie möglich vor Ihrem inneren Auge zu sehen und zu spüren.
Stellen Sie sich einen schön gedeckten Tisch an einem entspannten und angenehmen Tag vor. Es ist Ihr Lieblingswetter und die schönste Umgebung, die Sie sich vorstellen können.
Sehen Sie sich den liebevoll gedeckten Tisch ganz genau an. Achten Sie auf die schöne Tischdecke, das glänzende Geschirr, das frische Wasser, den leckeren frisch gepressten Saft, Ihren Lieblingsaufstrich und staunen Sie über das reichhaltige Angebot an Ihren Lieblingsspeisen. Nehmen Sie sich ein paar Minuten und gehen Sie alles in Ihrer Fantasie so genau wie möglich durch. Visualisieren Sie sich all die Farben und Düfte (beispielsweise den Duft frischen Kaffees) so deutlich wie möglich. Entdecken Sie den Obstkorb in der Mitte des Tisches mit einer unglaublichen Vielfalt an leckeren, erfrischenden Obstsorten. Ihr Blick fällt dabei auf eine einzelne gelbe, leuchtende Zitrone, die Ihnen sofort ins Auge sticht. Sie begutachten sie so genau wie möglich. Dann nehmen Sie sie in die Hand, um sie noch genauer betrachten zu können. Spüren Sie die dicke Schale zwischen Ihren Fingerspitzen und streichen Sie mit der anderen Hand ein- oder zweimal über die Schale, um ihre Be-

schaffenheit so genau wie möglich zu erkunden. Riechen Sie an der Schale, indem Sie einen tiefen Atemzug nehmen, um den Duft wahrzunehmen, und betrachten Sie sie erneut von allen Seiten. Nehmen Sie sich einen Moment Zeit und konzentrieren Sie sich so gut wie möglich auf die Zitrone, ihre Form, ihre leuchtende Farbe, ihren frischen Duft. Schließen Sie Ihre Augen und nehmen Sie sich eine kurze Zeit, bevor Sie weiterlesen. Visualisieren Sie alles so gut wie möglich.

Nun schneiden Sie die Zitrone in vier Spalten, nehmen eine und beißen beherzt und entschlossen in die saftige Zitronenspalte.

Was ist passiert, als Sie in Gedanken in die Zitrone gebissen haben? Ist der Speichel unmittelbar im Munde zusammengelaufen? Haben Sie Ihre Augen bei der Vorstellung zusammenkneifen müssen? Hat sich Ihre Mimik etwas verzogen?

Falls ja, gratuliere ich – Sie haben gerade mit der Kraft gearbeitet, die von den Chinesen als Yi bezeichnet wird und deren Bedeutung auch in unseren Kulturkreisen zunehmend anerkannt wird.

Von zahlreichen Profisportlern wie Tiger Woods oder Michael Jordan heißt es, dass auch sie mit der Kraft Yi arbeiten: Sie nutzen die Visualisierung der zum Sieg verhelfenden Bewegungsabläufe vor dem eigentlichen, tatsächlich stattfindenden Spiel. Wie sehr es zum Erfolg verhelfen kann, die eigene Visualisierungsfähigkeit zu stärken, ist in den letzten Jahren immer bekannter geworden. Mentaltrainer arbeiten mit dieser Technik. Sobald Geist und Körper zusammenarbeiten, ist es möglich, Materie zu beeinflussen. Natürlich geht dies nicht von heute auf morgen, aber mit Geduld werden Sie merken, dass es sich nicht nur um Esoterik oder Hirngespinste handelt, sondern um etwas sehr Reales, das inzwischen von mehreren Wissenschaftlern und Forschern bestätigt wurde.

Die Kraft Yi hat jeder schon mehrfach im Alltag kennengelernt. Erinnern wir uns an ein Ärgernis, eine unangenehme, bedrohliche oder auch eine herzerwärmende Begegnung, entsteht unmittelbar eine ähnliche körperliche

Reaktion wie in der damals tatsächlich erlebten Situation. Auf diese Art und Weise bleibt man zum eigenen Leidwesen oft in emotionalen Zuständen gefangen, wenn sich eine Situation wieder und wieder in Gedanken abspielt. Man hat feststellen können, dass das Gehirn und der Körper nicht zwischen tatsächlichen Erfahrungen und den reinen Gedanken an die entsprechenden Situationen unterscheiden kann. Aus neurochemischer Sicht besteht zwischen beiden kein Unterschied. Allein der Gedanke an einen bestimmten Körperbereich kann wissenschaftlichen Studien zufolge bereits das Gehirnareal aktivieren, das den entsprechenden Teil des Körpers steuert. Von Placebo- und Nocebo-Studien kennen wir dies bereits – ein einzelner Gedanke ist in der Lage, das autonome Nervensystem des Körpers zu aktivieren und physiologische Veränderungen hervorzurufen.

1995 erschien in der renommierten Zeitschrift Journal of Neurophysiology eine Studie der Harvard-Universität, die zeigte, dass allein das tägliche mentale Durchführen einer Klavierübung über einen Zeitraum von einer knappen Woche dieselbe Veränderung im Gehirn bewirkt hatte wie in der Kontrollgruppe, die ihre Finger tatsächlich bewegt hatten. Allein durch die Gedankenkraft hatte sich das zuständige Gehirnareal der Testpersonen so vergrößert, als hätten sie die Fingerübungen tatsächlich ausgeführt.

Die Veränderungen betreffen jedoch nicht nur das Gehirn. Andere Untersuchungen konnten unabhängig voneinander nachweisen, dass auch physische Veränderungen auftreten können. So kann sich nach einigen Wochen mentalen Trainings nachweislich auch die Kraft in einzelnen Muskeln deutlich und messbar verstärken. So unvorstellbar es anfangs klingen mag – allein durch Ihre Gedankenkraft können Sie nachweislich messbare Veränderungen in Ihrem Körper bewirken. Dies machen sich beispielsweise auch Astronauten zunutze.

Selbst bei Unfällen, nach denen ein Körperteil nicht mehr bewegt werden kann, im Gips liegt oder man gar insgesamt bettlägerig ist, bietet die Visualisierung große Einfluss- und Übungsmöglichkeiten. Das dahinterliegende

Prinzip ist nichts anderes, als das, was sich in traditionellen Heilkünsten wie Yiquan und Qigong seit Jahrhunderten wiederfindet. Dort wird stets auf das Zusammenspiel und die Wechselwirkung von Körper und Geist aufmerksam gemacht. Das Qi folgt unserer Vorstellung, sprich: Energie folgt der Aufmerksamkeit. Diese Vorstellung (Yi), die das Qi beherrscht und leitet, ist zugleich das Bindeglied zwischen Körper und Geist. Daher ist die Arbeit mit Visualisierungen in unterschiedlicher Betonung in verschiedenen Qigong-Arten und auch im Yiquan und Taiji wiederzufinden. Yi lässt sich neben Gewahrsein auch mit Intention, Geisteskraft und Konzentration übersetzen.

Ohne das Yi ist jede Yiquan- und Qigong-Übung nur eine reine äußere Form, eine schöne Verpackung ohne Inhalt. Man darf bei den Übungen jedoch andererseits auch nicht nur die Vorstellung betonen und das An- und Entspannen der Muskulatur vernachlässigen. Beides muss miteinander kombiniert werden.

Die Wirkungen der Fingerübungen auf Geist und Körper

Vorstellungsarbeit ist neben der Bewegung (wozu auch stille, nach außen hin unbeweglich erscheinende Übungen zählen) und der Atmung ein wichtiges Element in chinesischen Heilkünsten.

Man sagt, dass Körper und Geist sich grundlegend wandeln, wenn Übungen konzentriert und achtsam mit Vorstellungskraft durchgeführt werden. Über die Aufmerksamkeit bündelt man Energie, die man in späterer Übungspraxis auch gezielt nutzen kann. Wie wir auf Seite 15 gesehen haben, ist es möglich, über die eigenen geistigen Kräfte physiologische Vorgänge im Körper hervorzurufen. Dies ist in weitaus größeren Dimensionen möglich, sobald man seinen Geist und Körper schult und immer weiter in die Tiefe der Übungen eintaucht. Die Wirkungen der vorgestellten Fingerübungen setzen auf meh-

reren Ebenen an, sowohl auf der geistigen als auch auf der körperlichen Ebene.
Sie stärken das Gehirn und die kognitiven und mentalen Fähigkeiten des Übenden. Koordinations-, Konzentrations- und Denkfähigkeit werden gestärkt und die rechte und linke Gehirnhälfte stärker miteinander verbunden. Die Synchronisierung der linken und rechten Gehirnwellen, die hierbei gefördert wird, ist eine Basis der positiven Wirkung bei Erkrankungen und Beschwerden. Der Grund liegt darin, dass verstärkt Selbstheilungskräfte aktiviert werden, sobald die Gehirnzellen der rechten und linken Hälfte synchron in einer bestimmten Frequenz schwingen. Dies ist wissenschaftlich bewiesen. Die Übungen können Sie in Ihrer Achtsamkeit im täglichen Leben unterstützen sowie bei psychosomatischen Problemen und Stress helfen. Das Nervensystem wird reguliert und das Zentralnervensystem gestärkt.
Der Neurowissenschaftler und Nobelpreisträger Eric Kandel entdeckte, dass sich die Anzahl der Verbindungen in einem Nervenbündel verdoppeln kann, wenn sie wiederholt stimuliert werden. Das sollte Sie zu regelmäßigem Üben motivieren, auch wenn es anfangs schwierig erscheinen mag. Der Prozess ist übrigens unabhängig von Ihrem Alter – Nervenzellen, Synapsen sowie ganze Hirnareale verändern sich auch in hohem Alter je nachdem, wie Sie sie nutzen. Dies ist ein natürlicher Prozess, der dabei hilft, dass wir uns Veränderungen in unserer Umgebung anpassen können.
Zugleich kann das Gehirn nicht unterscheiden, ob etwas tatsächlich stattgefunden hat oder ob die Person nur daran gedacht hat. Aus diesem Grund verwundert es nicht, dass einige Studien belegen, dass ein Muskelzuwachs auch dann erfolgt, wenn eine Tätigkeit nicht tatsächlich ausgeführt wird, sondern der Übende lediglich regelmäßig an die entsprechende Tätigkeit denkt. Allein durch den Gedanken an eine Tätigkeit wird der Teil des Gehirns stimuliert, der für die Steuerung jener Tätigkeit zuständig ist. Nach einiger Übungspraxis kann man feststellen, dass sich die entsprechenden Gehirnbereiche so verändern, als hätte der Teilnehmer die Übung tatsächlich phy-

sisch ausgeführt. Die Zeitschrift Neuropsychologia veröffentlichte 2004 eine wissenschaftliche Studie, die zeigte, dass die Fingerstärke um 53 Prozent anstieg, nachdem die Teilnehmer einige Wochen lang einen Finger trainiert hatten. Bei der Gruppe, die sich die Übung lediglich vorstellte und nicht physisch ausführte, wurde eine Steigerung von 35 Prozent gemessen. Dies ist eine unglaubliche Entdeckung, die inzwischen mehrfach durch unterschiedliche Studien bestätigt wurde. Sie kann Menschen, deren Bewegungsmöglichkeiten eingeschränkt sind, motivieren, sich von der Wirkung der hier vorgestellten Übungen zu überzeugen.

Durch das Üben werden zudem wichtige Energiepunkte (Akupunkturpunkte) und Energieleitbahnen (Meridiane) stimuliert, wodurch man auf entsprechende Organe und Körperbereiche einwirken kann. Die Übungen wirken belebend auf das gesamte Immun- und Kreislaufsystem und aktivieren den Lymphfluss. Die Feinmotorik des Übenden wird unter anderem dadurch verbessert, dass die Qualität der Bewegungsabspeicherung im Gehirn erhöht wird. Mit der Zeit sind minimalste und zeitgleich höchst präzise Bewegungen der Finger möglich, die beispielsweise Künstlern, Musikern und Sportlern zugutekommen. Alles in allem wird die geistige und körperliche Leistungsfähigkeit des Übenden gefördert und gestärkt.

氣

MERIDIANE UND AKUPUNKTUR-PUNKTE

Viele wichtige Energieleitbahnen (Meridiane) beginnen und enden an den Fingern. Diese werden neben dem Gehirn, den Muskeln und Sehnen durch die im Übungsteil beschriebenen Übungen stimuliert und gestärkt, was wiederum den Qi-Fluss in der jeweiligen Leitbahn und im gesamten Körper begünstigt. Je besser das Meridiannetzwerk entwickelt ist, desto freier kann das Qi in ihm fließen. Je besser dieser Fluss ist und je weiter das Qi in die feinsten Bereiche der Meridiane gelangt, desto gesünder ist der Übende.

Die Energieleitbahnen, in denen das Qi durch unseren Körper fließt, können womöglich am besten beschrieben werden, wenn man sich die Organe als Städte und die Leitbahnen als Flüsse und Landstraßen vorstellt, die diese Städte verbinden und das ganze Land – den Körper – in einer Endlosschleife durchfließen und nähren. Die Verlaufsbahnen sind festgelegt und bei jedem Menschen in gleicher Weise vorhanden. Ihre Tiefe entsteht unter anderem als Reaktion auf die Umgebung. So nähern sie sich bei warmem Wetter der Hautoberfläche an (nach außen strebende, aktive Yang-Kraft), während sie sich bei kaltem Wetter weiter in das Körperinnere zurückziehen (passive und speichernde Yin-Kraft). Sie verbinden die untere und obere, linke und rechte sowie die innere und äußere Ebene des Körpers miteinander. Diese Verbindung unterstützt die Kommunikation und Verbindung der feinstofflichen und grobstofflichen Anteile des Körpers untereinander sowie mit der Umwelt.

Energetisch sind die Leitbahnen eng miteinander verwoben; einige hochrangige Wissenschaftler vertreten die Meinung, dass sie die elektromagnetischen Prozesse des Körpers steuern. Dass eine Veränderung der elektrischen Eigenschaften des Körpers, wie sie beispielsweise durch die Fingerübungen auftritt, zu einer Verbesserung des Gesundheitszustands beitragen kann, bestätigt sich unter anderem in den Arbeiten des Radiologen Dr. Björn Nordenström.

Man unterscheidet zwischen zwölf symmetrisch verlaufenden Hauptmeridianen mit Abzweigungen, die ebenfalls symmetrisch im Körper verlaufen und denen die zwölf wichtigsten Organe zugeordnet sind. Diese bilden ihrerseits sogenannte Organpaare, die in der traditionellen Medizin zusam-

men diagnostiziert und als Einheit behandelt werden. Jeweils ein Yin-Meridian bildet hierbei ein Organpaar mit einem Yang-Meridian. Yin und Yang benötigen einander, um sich auszugleichen. So wirken sich die sogenannten Yang-Organe jeweils unterstützend auf die Yin-Organe aus. Die Yin-Organe (Zang), auch Speicherorgane genannt, sind Herz, Lunge, Leber, Niere, Milz und Perikard. Zu den Yang-Organen (Fu) zählen Dünndarm, Dickdarm, Gallenblase, Blase, Magen und Dreifach-Erwärmer.
Im Folgenden werden die Meridiane vorgestellt, die über die Finger und Hände verlaufen. Die Yang-Meridiane Dünndarm, Dreifach-Erwärmer und Dickdarm beginnen, die Yin-Meridiane Herz, Lunge und Perikard enden an den Fingern.
Weitere Energieleitbahnen des Körpers sind:

- Magen- und Milzmeridian (Element Erde)
- Nieren- und Blasenmeridian (Element Wasser)
- Leber- und Gallenblasenmeridian (Element Holz)

Wenn Sie Ihre Beschwerden in den Beschreibungen eines bestimmten Meridians oder Akupunkturpunktes wiedererkennen (ab Seite 24), ist es empfehlenswert, zusätzlich zu den Übungen in regelmäßigen Abständen den jeweiligen Punkt zu massieren. Sie können dabei mit einem Finger der anderen Hand rhythmische Klopfbewegungen auf den Punkt ausüben oder auch den Punkt mit einem beliebigen Finger der anderen Hand berühren und mit jeder Ausatmung den Druck auf den Punkt erhöhen. Alternativ können Sie auch einen festen Druck ausüben und sehr langsame (Zeitlupe) und kleine Kreise auf dem Punkt ausführen, ohne dass der Körperkontakt zwischen dem massierenden Finger und dem Akupunkturpunkt verloren geht. Bei den Übungen selbst müssen Sie sich nicht auf bestimmte Akupunkturpunkte oder Meridiane konzentrieren. Wenn Sie möchten, können Sie bestimmten Fingern, an denen solche Meridiane fließen, die mit den jeweiligen Beschwerden in Zusammenhang stehen, mehr Beachtung schenken. Allerdings ist dies nicht zwangsweise nötig. Die Übungen dienen unter anderem dazu, ein Energiefeld zu konzentrieren. Das Qi wird, sobald dies gelingt, von selbst dorthin fließen, wo es am meisten gebraucht wird.

LUNGENMERIDIAN (DAUMEN, YIN-ENERGIE)

Man sagt, dass der Lungenmeridian u. a. über das Qi herrsche, die Körperseele (Po) beherberge und für den Strukturaufbau und organischen Rhythmus im Körper zuständig sei. Alles, was von außen in den Körper eindringt, wird durch die Lungenenergie gereinigt und auf körperlicher, seelischer und geistiger Ebene an der wirkungsvollsten Stelle platziert. Zusammen mit dem Dickdarm, mit dem die Lunge ein Organpaar bildet, ist sie für den Energieaustausch und die Ausscheidung von »negativemn Qi« verantwortlich.

Der Sitz des Abwehr-Qi befindet sich in der Lunge, die damit eine entscheidende Schutzfunktion für den Körper einnimmt. Ein Mensch mit ausgeglichener Lungenenergie steht dem Leben zwar offen gegenüber, besitzt jedoch auch die Fähigkeit, sich gegenüber Bedrohungen abzugrenzen. Körperliche Symptome einer Lungen-Energieschwäche sind Atemwegserkrankungen (Husten, Asthma, Bronchitis), Hauterkrankungen (Akne, Neurodermitis, Schuppenflechte, trockene, helle, empfindliche und/oder spröde Haut, gestörte Wundheilung, Ekzeme), Schwellungen, wiederkehrende Entzündungen, Infektanfälligkeit, empfindliche Schleimhäute, Verstopfung, trockener und harter Stuhl, ausgetrocknete Nasenschleimhäute, Stimmband- oder Nebenhöhlenprobleme, Heiserkeit, innere Unruhe, eine leise Stimme, häufiger Schluckauf und Krämpfe bei Kindern. Auf psychischer Ebene zeigt sich die Lungen-Energieschwäche in Rückzug, Schuldgefühlen, Melancholie und Traurigkeit.

Wenn Sie bemerken, dass Ihr Daumen oder Daumenballen eine blaue Färbung aufweist, kann dies auf einen Energiestau in den Lungen hinweisen, so wie alle Beschwerden und Schmerzen im Daumenbereich in den meisten Fällen auf ein Energieungleichgewicht im Lungenmeridian hinweisen. Eine Rotfärbung hingegen weist meist auf Energieungleichgewichte hin, die durch übermäßige Emotionen entstanden sind.

DICKDARMMERIDIAN (ZEIGEFINGER, YANG-ENERGIE)

Wie die Lunge ist auch der Dickdarm für die Ausscheidung nicht verwertbarer Stoffe zuständig. Während die Lunge feinstoffliche Energie aufnimmt und abgibt, ist der Dickdarm für grobe Stoffe zuständig. Auf geistiger Ebene wird ein harmonisierter Dickdarmmeridian mit der Fähigkeit in Verbindung gebracht, negative Emotionen und Gedanken loszulassen. Störungen im Energiegleichgewicht des Dickdarms können sich in Hautkrankheiten, Juckreiz, beginnender Erkältung, verstopfter oder geschwollen wirkender Nase, Überempfindlichkeit der oberen Atemwege, beeinträchtigtem Geruchssinn, blasser Haut mit einer Neigung zu Entzündungen, frontalen Kopfschmerzen, Schmerzen und Beschwerden bei Daumenbewegungen, Blässe, Benommenheit, Hämorrhoiden und auf seelischer Ebene in Antriebslosigkeit widerspiegeln.

HERZMERIDIAN (KLEINFINGER, YIN-ENERGIE)

Der Herzmeridian ist für die Kontrolle des Kreislaufsystems und des Blutes zuständig. Er sorgt als »leitender Beamter« für ein emotionales Gleichgewicht sowie die Fähigkeit, Gedanken klar zu formulieren und auszudrücken. Man sagt, dass das Herz den Menschen von der Mitte aus steuere und aufgenommene und »verdaute« Einflüsse in körpereigene Stoffe umwandle. Eine harmonisierte Herzenergie hilft dabei, Vorsätze zielgerichtet und erfolgreich in die Tat umzusetzen, wobei sie die hierfür nötige Kraft aus der Leberenergie bezieht.
Werden Pläne nur geschmiedet und dann nicht in die Tat umgesetzt, schwächt dies die Energie des Herzens. Symptome für ein Energieungleichgewicht im Herzmeridian sind Störungen im Geschmacksempfinden, Sprachstörungen (Stottern, langsame und unklare oder schnelle und sich verhaspelnde Sprache), Reizbarkeit, Herzbeschwerden, feuchte Handflächen, schnelle Ermüdbarkeit, Schlafstörungen, Durchschlafstörungen (besonders gegen 3 Uhr morgens), Blutdruckschwankungen, Schweiß, Kurzatmigkeit, Schwindelanfälle, Benommenheit, Psychosen, Suchtverhalten, Bewusstseinsstörungen, Epilepsie, Unruhe, Hysterie, innere Unsicherheit und Schreckhaftigkeit.

DÜNNDARMMERIDIAN (KLEINFINGER, YANG-ENERGIE)

Der Dünndarmkreislauf unterstützt den Herzkreislauf in der Verarbeitung innerer und äußerer Eindrücke und ist daher auch bei Schockzuständen wichtig. Auf physischer Ebene nimmt er Stoffe aus der Nahrung auf und stellt sie dem Blut und damit dem Herzen zur Verfügung. Es gibt Wissenschaftler, die die Meinung vertreten, im Dünndarm werde das Blut unseres Kreislaufsystems erzeugt. Verdauungsbeschwerden, Reizdarmsyndrom, Kinnschwellungen, kalte Hände und Füße, Kopfschmerzen im Hinterkopfbereich, Kreuzschmerzen, Menstruations- und gynäkologische Probleme, Krämpfe, Ohrgeräusche, Taubheit und Verständnisschwierigkeiten können auf ein Energieungleichgewicht hindeuten.

PERIKARD- BZW. HERZBEUTELMERIDIAN (MITTELFINGER, YIN-ENERGIE)

Der Perikardmeridian hat hauptsächlich die Aufgabe, die Herzenergie vor negativen äußeren und inneren Einflüssen zu schützen und dabei zu helfen, die eigenen Absichten umzusetzen. Seine Schutzfunktion tritt besonders bei Lampenfieber, Aufregung und Erregung auf. Ist die Energie des Perikardkreislaufs im Ungleichgewicht, können Kopfschmerzen im Scheitelbereich, Herzklopfen, Schwellungen in den Achselhöhlen, Rötungen im Hals-, Gesichts- und Schulterbereich, Schmerzen im Bereich des Herzens, emotionale oder sexuelle Gefühlskälte oder Überaktiviät, Erschöpfungszustände, Kurzatmigkeit, Engegefühl im Brustbereich, Fehlfunktionen des Blutkreislaufs (z. B. schwankender Blutdruck) oder starke Beeinflussbarkeit auftreten.

DREIFACH-ERWÄRMER-MERIDIAN (RINGFINGER, YANG-ENERGIE)

Der Dreifach-Erwärmer kann anatomisch keinem Organ zugeordnet werden. Die Chinesen bezeichnen ihn als ein Organ, das keine Form habe. Er schützt alle anderen Meridiane (bzw. das Innere vor äußeren Einflüssen), wirkt sich

auf sämtliche Organe aus und reguliert das Nervensystem und den Flüssigkeitshaushalt. Gemäß traditioneller Überlieferung wird über ihn ein Teil des vorgeburtlichen Qi auf drei Körperebenen verteilt.
Man unterteilt den Dreifach-Erwärmer in den oberen Erwärmer im Brustbereich (Herz, Perikard, Lunge), den mittleren Erwärmer im Bauchbereich unterhalb des Zwerchfells (Magen, Milz-Pankreas, Leber, Gallenblase) und den unteren Erwärmer in der Beckenregion (Dünn- und Dickdarm, Blase, Nieren, Sexualorgane, teilweise Leber). Er verbindet die drei Ebenen des Körpers sowie die lebensnotwendigen Funktionen von Atmung, Kreislauf, Verdauung, Ausscheidung und Sexualität. Zudem sorgt er für ein ganzheitliches Energiegleichgewicht des Menschen und ein harmonisiertes Zusammenspiel seiner Organe.
Ein Energieungleichgewicht kann eine breite Vielfalt an Beschwerden verursachen, darunter seitliche Kopfschmerzen, Störungen im Wärme- oder Hormonhaushalt, Wassereinlagerungen, Krämpfe, Bauch- und Unterleibsbeschwerden, Neigung zu Allergien (v.a. im Hals- und Nasenbereich) und Schwellungen der Lymphknoten, verstärkte Empfindlichkeit von Nasen- und Halsschleimhäuten, Schmerzanfälligkeit, Neigung zu häufigen und lang andauernden Erkältungen, Taubheitsgefühl im hinteren Bereich der Armseiten, Tendenz zu übermäßigem Misstrauen gegenüber Mitmenschen, Anpassungsschwierigkeiten und übertriebene Vorsicht. Bei Frauen tritt ein Energieungleichgewicht in diesem Meridian häufig während der Wechseljahre auf.

Die Energiepunkte

Wichtige auf diesen Leitbahnen liegende Akupunkturpunkte werden durch die Übungen ebenfalls stimuliert, was sich heilsam auf die Körperbereiche auswirkt, mit denen sie energetisch in Verbindung stehen. Oftmals bezeichnet man diese Energiepunkte auch als Eingänge (»Tore«) in die Meridiane.

Neben dem Einwirken auf bestimmte Organe und Körperbereiche führt eine Stimulierung der Punkte zu einer Produktion von Endorphinen und entzündungshemmendem Cortisol – eine Wirkung, die Körperpunkte, welche nicht auf dem Meridiansystem liegen, meist nicht haben. Im Folgenden werden einige wichtige Akupunkturpunkte samt der Beschwerden genannt, bei denen sie verstärkt angewendet werden können. Wenn Sie sich an einer Stelle wiederfinden, können Sie gerne zusätzlich zu den Hauptübungen – oder auch unabhängig davon – den jeweiligen Punkt (Beschreibung siehe auf den folgenden Seiten) behandeln. Bei akuten Beschwerden können Sie die Behandlung mehrmals täglich durchführen, bei chronischen Problemen hat es sich bewährt, jeweils einen Tag Pause zwischen dem Massieren der Punkte zu lassen.

ENERGIEPUNKTE AUF DEN MERIDIANEN

- Stimulation von Lunge 9 (Lu9, Taiyuan): unterstützend bei trockenen Schleimhäuten, Husten, akuten Atemwegserkrankungen, Asthma, Stimmverlust sowie Herzschmerzen (leichte bei Ruhe, starke bei Bewegung); wichtiger Punkt bei Traumata, Vergiftungen, Atemstillstand und allgemeiner Erschöpfung
- Stimulation von Lunge 10 (Lu10, Yuji): in alten Schriften als sehr wichtiger Punkt hervorgehoben, der das Lungen-Qi stärkt und den Magen harmonisiert; gut bei Infekten (schweißtreibend), Asthma, Heiserkeit, Husten mit Brechreiz, Sehnenscheidenentzündung, Appetit- und Essstörungen
- Stimulation von Lunge 11 (Lu11, Shaoshang): wirkungsvoll bei Halsschmerzen und geschwollenem Hals mit zugeschnürter Kehle, Husten, Heiserkeit, Nebenhöhlenentzündungen; unterstützend auch bei Psychosen

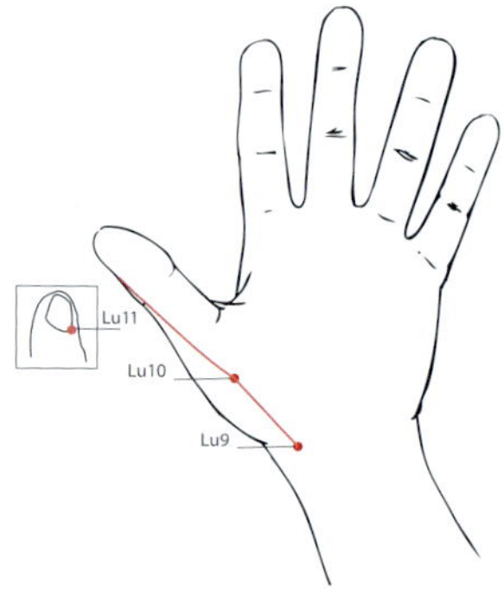

- Stimulation von Dickdarm 1 (Di1, Shangyang): gut bei Zahnschmerzen, Zahnfleischentzündung, Taubheit in den Fingern, hohem Fieber, Akne, Stomatitis (Entzündung der Mundschleimhaut); wirkt unterstützend auf das Lungen-Qi
- Stimulation von Dickdarm 2 (Di2, Erjian): unterstützt bei Verstopfungen, trockenem Stuhl und Bauchschmerzen

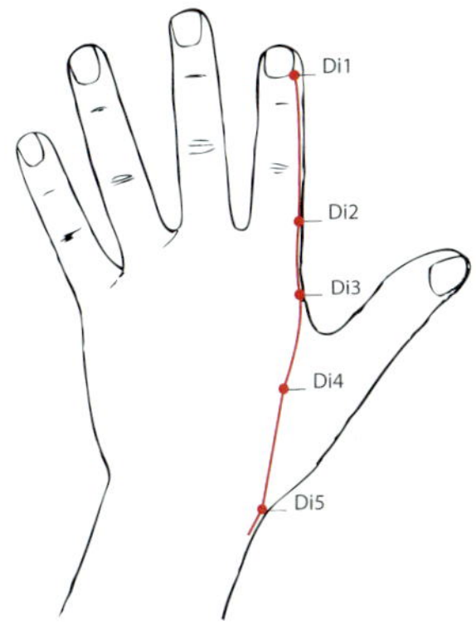

- Stimulation von Dickdarm 3 (Di3, Sanjian): unterstützt bei Verdauungsstörungen, Schwellungen in Fingern und der Hand, Hauterkrankungen, Kehlkopf- oder Mandelentzündungen
- Stimulation von Dickdarm 4 (Di4, Hegu): verstärkt die Bewegung des Blutes und des Qi im ganzen Körper (daher geeignet unter anderem bei Lähmung einer Muskelgruppe, zum Beispiel nach einem Schlaganfall), fördert das Abwehr-Qi, unterstützt bei Allergien, verstopfter Nase, Nebenhöhlen- und Erkältungskrankheiten (besonders bei beginnender Erkältung), schmerzhafter Regelblutung; einer der am stärksten schmerzlindernden Punkte des Körpers, daher bei allen Arten von Schmerz unterstützend einsetzbar (die traditionelle tibetische Medizin empfiehlt, diesen Punkt bei Schmerzen etwa zwei Minuten lang so zu drücken oder kleine langsame Kreise auf ihm auszuüben, dass ein stärkeres Druckgefühl, jedoch kein Schmerz entsteht – dies wird beidseitig ausgeführt und alle 20 Minuten lang wiederholt, bis sich die Schmerzen lösen); unterstützt bei Trauer, leitet gestaute und schädigende Emotionen aus (Vorsicht: es passiert, dass Verdrängtes und Aufgestautes zum Vorschein kommt – wenn Sie das Gefühl haben, dass Sie dies nicht verkraften können, dann massieren Sie diesen Punkt bitte nicht zusätzlich). Drücken Sie den Punkt Dickdarm 4 (Di4, Hegu) nicht während der

Schwangerschaft, wenn Sie unter Durchfall leiden oder zu exzessivem Schwitzen neigen

- Stimulation von Dickdarm 5 (Di5, Yangxi): unterstützt bei Handgelenkbeschwerden, Verdauungsstörungen bei Kindern; weiterhin kann dieser Punkt durch Einfluss auf das Leber-Qi (Klären des sogenannten »Windes«) in vielen Fällen von Kopfschmerzen oder Augenbeschwerden hilfreich sein
- Stimulation von Herz 6 (He6, Yinxi): beruhigende Wirkung auf den Geist, hilfreich bei Angstzuständen und Herzstichen

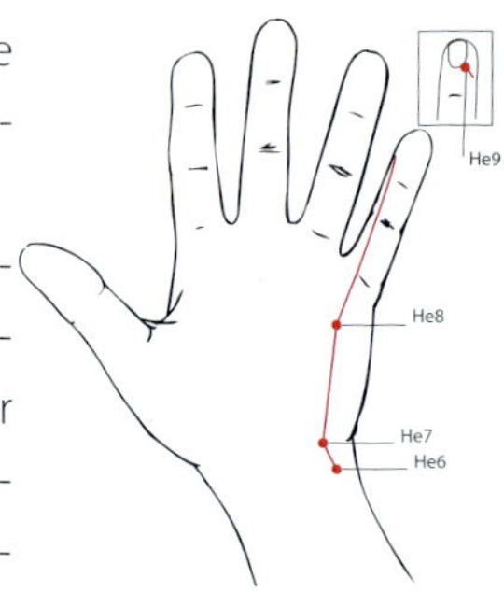

- Stimulation von Herz 7 (He7, Shenmen): unterstützt bei Dauerüberforderung, psychischen Erregungszuständen, Stress, Reizbarkeit, innerer Unruhe, Lampenfieber, Vergesslichkeit, Ängstlichkeit und/oder Schlafstörungen, Depressionen mit Schlafstörungen, vegetativen Herzrhythmusstörungen; beruhigende Wirkung auf den Verstand, Stärkung des Gedächtnisses
- Stimulation von Herz 8 (He8, Shaofu): gut bei rheumatischen Gelenkbeschwerden, Ängstlichkeit, brennenden Handflächen, Trauer; beruhigende Wirkung auf den Geist
- Stimulation von Herz 9 (He9, Shaochong): unterstützend bei Lampenfieber und Unruhe sowie Ohnmachtsgefühlen aufgrund von Exzessen, Schock, Kollaps
- Stimulation von Dünndarm 1 (Dü1, Shaoze): erhöht Verbindung und Durchlässigkeit von Dünndarm- und Herzmeridian; unterstützt bei Nasenbluten, schlechtem Milchfluss, Kurzatmigkeit und Nackenversteifungen sowie Halsschmerzen
- Stimulation von Dünndarm 2 (Dü2, Qiangu): gut für Augen und Ohren; unterstützend bei Sensibilitätsstörungen der Finger, Entzündungen der

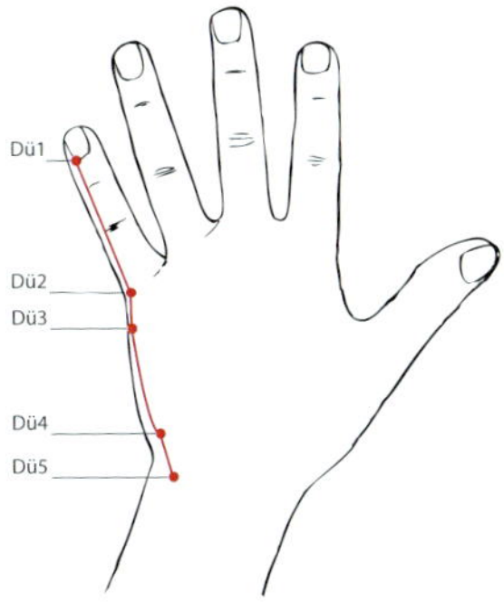

Brust in der Stillzeit, Tinnitus, Fieber, Beschwerden an Kiefergelenk oder Kaumuskulatur

- Stimulation von Dünndarm 3 (Dü3, Houxi): beruhigend für den Geist; lindert Rücken- und Nackenschmerzen (indem er den sogenannten Dai-Mai-Meridian durchlässiger macht, welcher acht Meridiane durchkreuzt und ihre Energien verbindet), fördert die Entspannung der Wirbelsäule; unterstützt bei Nasenbluten, Schwerhörigkeit und Augenentzündungen sowie bei Nachtschweiß, Krämpfen, nach Schlaganfall oder Poliomyelitis, Nervenschmerzen an Finger, Hand, Arm und/oder Schultern, bei Scheitelkopfschmerzen, manischer Depression und Epilepsie
- Stimulation von Dünndarm 4 (Dü4, Wangu): unterstützt bei Arthritis in den Hand- und Fingergelenken, Bewegungseinschränkungen der Finger, ständigem Tränenfluss, Schwäche in den oberen Extremitäten, Brechreiz
- Stimulation von Dünndarm 5 (Dü5, Yanggu): unterstützt bei Handgelenkschmerzen, Ohrbeschwerden wie Tinnitus oder Schwerhörigkeit, Übererregbarkeit während eines Krankheitsverlaufs, Unruhe
- Stimulation von Perikard 7 (Pe7, Daling): beruhigende Wirkung auf den Geist, harmonisiert Herz- und Magen-Qi, gute Wirkung bei Ängstlichkeit und nervöser Erschöpfung, Krämpfen, Verwirrtheit, großer emotionaler Erregung (z. B. Verlust nahestehender Personen), Weinen mit zeitgleichem Kummer und Trauer sowie bei Herpes Zoster

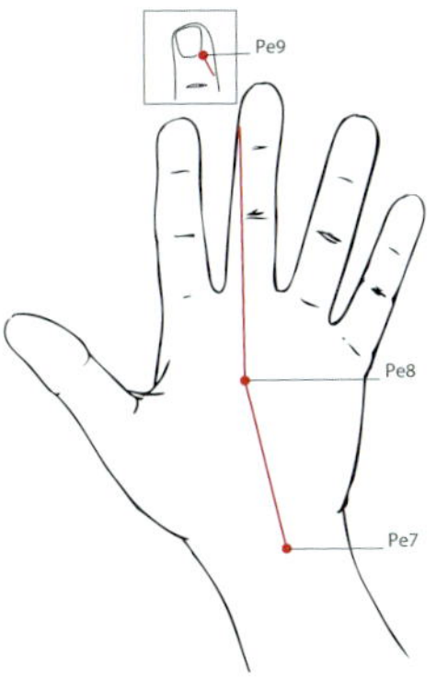

- Stimulation von Perikard 8 (Pe8, Laogong): unterstützt bei Schluckbeschwerden, verstärktem Schwitzen der Handflächen, Sonnenstich, Metakarpaltunnelsyndrom; belebende Wirkung auf das Bewusstsein, beruhigende auf den Geist; einer der wichtigsten Energiepunkte des Körpers, über den verstärkt Qi aufgenommen oder abgegeben werden kann (wird oft bei Energieübertragungen miteinbezogen)

- Stimulation von Perikard 9 (Pe9, Zhongchong): belebend für das Herz- und Kreislaufsystem; unterstützt bei hohem Fieber, Hitzschlag, Krampfanfällen bei Kindern, Hypotonie, Reizbarkeit
- Stimulation von Dreifach-Erwärmer 1 (3E1, Guanchong): sehr wirksam bei Ohrenbeschwerden (besonders Mittelohrentzündungen), Hitzschlag; sehr empfehlenswert bei akuten Schulter- oder Ellenbogenschmerzen (eventuell mit Einschränkung der Fähigkeit, den Arm zu heben) sowie Kehlkopf- oder Rachenentzündungen
- Stimulierung von Dreifach-Erwärmer 2 (3E2, Yemen): unterstützt bei geschwollenen und schmerzenden Fingern, schmerzenden Armen und/oder Händen, Stimmverlust, Schwerhörigkeit, Ohrgeräuschen
- Stimulation von Dreifach-Erwärmer 3 (3E3, Zhongzhu): harmonisiert das Leber-Qi; wirkt sehr kräftigend; gut für Augen und Ohren; unterstützt bei Schwindel und verschwommener Sicht; sehr gut einsetzbar gegen Schmerzen und Steifigkeit im Nacken- und Schulterbereich
- Stimulation von Dreifach-Erwärmer 4 (3E4, Yangchi): unterstützt bei Schmerzen und anderen Beschwerden im Bereich des Handgelenks, trockenem Mund, Menstruationsbeschwerden; empfehlenswert zur Linderung von Katerkopfschmerzen; zudem wichtig für das vorgeburtliche Qi und unterstützend für den sogenannten Ren-Mai-Meridian (der entlang der Mittellinie des vorderen Körpers verläuft und in dem die Yin-Energie für den gesamten Körper zirkuliert) sowie den Chong-Mai-Meridian (der für die Aktivierung, Speicherung und Zirkulation des vorgeburtlichen Qi zuständig ist)

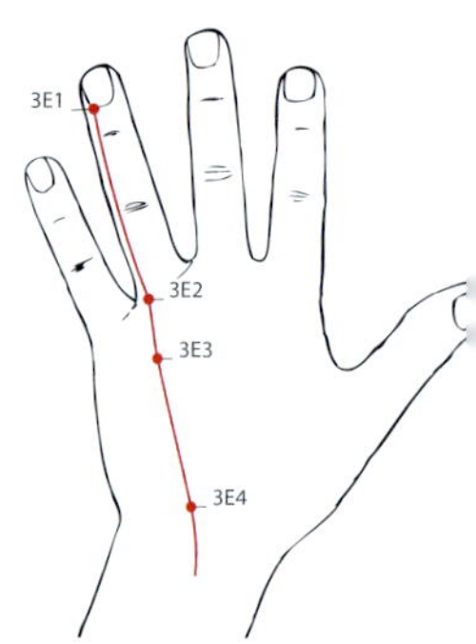

WEITERE ENERGIEPUNKTE

Die folgenden Akupunkturpunkte befinden sich nicht auf dem Meridiansystem:

- Stimulation von Huiyindian (1): hilfreich bei Schmerzen im Bereich des Perineums
- Stimulation von Xiaogukong (2): unterstützt bei Fingergelenkschmerzen, Augenkrankheiten, Taubheit

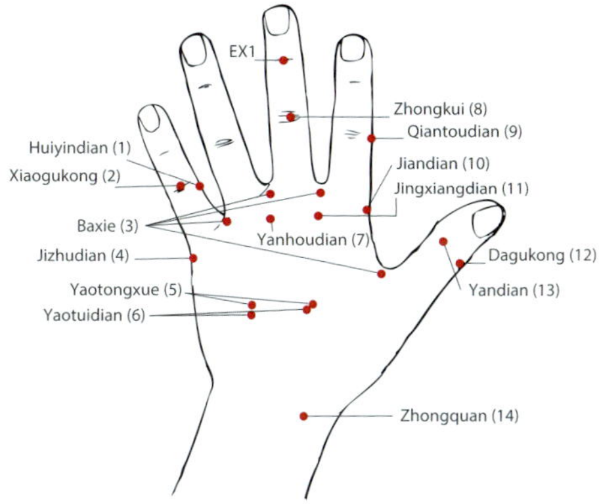

- Stimulation von Baxie (3 – vier Punkte): unterstützt bei Arthritis, Hitzegefühl mit innerer Unruhe, Steifheit und Parästhesien (z. B. Taubheit, Kribbeln) der Finger
  - Der Punkt zwischen Daumen und Zeigefinger kann zudem bei Nasenbluten,
  - der Punkt zwischen Zeige- und Mittelfinger bei Fingergelenkarthrose,
  - der Punkt zwischen Mittel- und Ringfinger bei Zahnschmerzen, Rachen- oder Mandelentzündungen,
  - der Punkt zwischen Ring- und Kleinfinger gegen Hüftschmerzen und Ischialgie eingesetzt werden.
- Stimulation von Jizhudian (4): lindernde Wirkung bei Brust-, Hals- oder Lendenwirbelsäulenbeschwerden (z. B. nach Operationen), Kreuzschmerzen, verstopfter Nase, Schnupfen, Tinnitus
- Stimulation von Yaotongxue (5 – zwei Punkte; auch Yaotongdian genannt): lindernd bei akuten Kreuzschmerzen und akuten Verrenkungen
- Stimulation von Yaotuidian (6 – zwei Punkte): hilfreich bei akuten Rücken- und Kreuzschmerzen sowie Hexenschuss

- Stimulation von Yanhoudian (7): unterstützt bei akuter Mandelentzündung, Kehlkopf- oder Rachenentzündung sowie Zahnschmerzen
- Stimulation von Zhongkui (8): hilfreich bei Seekrankheit, Übelkeit (nur sehr leichter Druck, Hinweis für Therapeuten: nicht nadeln! 10 min moxen)
- Stimulation von Qiantoudian (9, an der Fingerseite): unterstützt bei Magenkrämpfen, Magen-Darm-Grippe, Blinddarmentzündung, Knie- und/oder Zehenschmerzen, Stirnkopfschmerzen (empfehlenswert: den drückenden Finger leicht in Richtung Kleinfinger nach schräg unten ziehen, während durchgehend Druck auf den Energiepunkt ausgeübt wird)
- Stimulation von Jiandian (10, an der Fingerseite): lindernde Wirkung bei allen Schulterschmerzen und bei Schultersteifigkeit
- Stimulation von Jingxiangdian (11): wirksam bei Beschwerden der Halswirbelsäule, Nackenschmerzen und -steifigkeit
- Stimulation von Dagukong (12): unterstützt bei Erbrechen, Durchfall, Augenbeschwerden, Brustschmerzen, Angina pectoris
- Stimulation von Yandian (13): unterstützt bei entzündlichen Augenerkrankungen
- Stimulation von Zhongquan (14): hilfreich bei Magenschmerzen, Hornhauttrübung, Völlegefühl im Thorax
- Stimulation des Zusatzpunktes EX1: unterstützt bei Schluckauf und Übelkeit (empfehlenswert: den drückenden Finger leicht Richtung Daumen nach schräg unten ziehen, während durchgehend Druck auf den Energiepunkt ausgeübt wird)
- Stimulation von Shixuan (15 – fünf Punkte): unterstützt bei Bewusstlosigkeit, Sonnenstich, Hysterie
- Stimulation von Sifeng (16 – vier Punkte): wirksam bei Magen-Darm-Erkrankungen und Verdauungsstörungen bei Kindern
  - Der Punkt auf dem Zeigefinger ist der sogenannte Dünndarmpunkt und eignet sich besonders bei Durchfall,
  - der Punkt auf dem Mittelfinger kann bei lymphatischen Erkrankun-

gen, Lymphknotenschwellung und Verdauungsstörungen bei Kindern eingesetzt werden,
- der Punkt auf dem Ringfinger bei Appetitlosigkeit, Verdauungsstörungen, Blähungen und Leberbeschwerden,
- der Punkt am kleinen Finger bei Bettnässen, Inkontinenz und Impotenz.

- Stimulation von Kechuandian (17): unterstützt bei Asthma, Bronchitis, akuter Heiserkeit, trockenem Husten
- Stimulation von Xiongdian (18): unterstützt bei gürtelförmigen Nervenschmerzen im Brust- und Rückenbereich
- Stimulation von Huaidian (19): hilfreich bei Knöchelverletzungen, Bänderzerrung im Knöchelbereich sowie Sprunggelenkzerrungen und -beschwerden
- Stimulation von Zugendian (20): hilfreich bei Fersen- und Sprunggelenkschmerzen, Sprunggelenküberdehnung, Fußgelenkarthrose
- Stimulation von Yeniaodian (21): unterstützt bei häufigem und/oder nächtlichem Wasserlassen und Nierenentzündungen
- Stimulation von Weichangdian (22): hilfreich bei Verdauungsstörungen, Magen-Darm-Entzündungen und Zwölffingerdarm- oder Magengeschwüren, Oberbauchbeschwerden

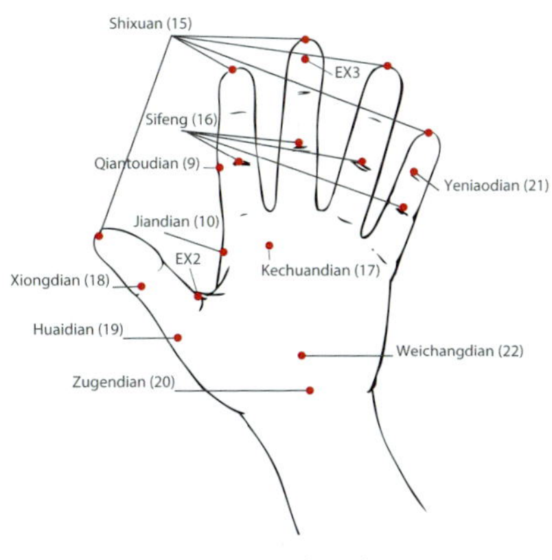

- Stimulation des Zusatzpunktes EX2: hilfreich bei Angstgefühlen, Depressionen, psychischer Erregung, Hysterie und Nervosität
- Stimulation des Zusatzpunktes EX3: unterstützt bei Schockzuständen, nervösem Herzklopfen, Hitzschlag und Kollaps

意

ÜBUNGS-
GRUNDLAGEN

Die Atmung

Es ist faszinierend, was sich in der Atmung des Einzelnen spiegelt und wie man andererseits über die Atmung auf den Körper und Emotionen einwirken kann. Unsere Atmung reagiert sehr empfindlich auf vegetative Prozesse und verändert sich je nach Zuständen, Befindlichkeiten und Beschwerdebildern. Es wurde mehrfach wissenschaftlich belegt, welche Vorteile sich aus der sogenannten Bauchatmung für den Körper und den Geist ergeben. Beispielsweise werden Muskeln und wichtige Organe stärker mit lebensnotwendigen Nährstoffen versorgt und durch die bessere Durchblutung in ihrer Reinigung unterstützt. Hierfür ist unter anderem die Bewegung des Zwerchfells verantwortlich, die bei der Brustatmung kaum vorhanden ist. Bei den beschriebenen Übungen müssen Sie jedoch nicht zeitgleich eine bestimmte Atemtechnik ausführen. Versuchen Sie lediglich, jeden Atemzug für sich so ruhig und gleichmäßig wie möglich durch die Nase durchzuführen. Mit zunehmender Übungspraxis sollte die Atmung von selbst immer tiefer werden. Außerhalb der Übungspraxis können Sie jedoch für einige Minuten Folgendes machen, um die Bauchatmung zu fördern und Ihre Atmung zu überprüfen. Dies wird sich auch auf Ihre Übungspraxis auswirken, auch wenn Sie in der Übungszeit selbst keinen Fokus darauf richten.
Stellen Sie sich bequem hin, sodass Ihre Füße schulterbreit und parallel zueinander stehen. Alternativ können Sie sich auch bequem hinlegen. Im Liegen ist es eine kurze Übung, die man täglich vor dem Einschlafen oder vor dem Aufstehen machen kann. Legen Sie eine Hand locker auf den Unterbauch, die andere auf die Brustmitte. Atmen Sie sanft ein und aus und beobachten Sie, welche Hand sich zuerst bewegt. Beobachten Sie, ob sich die untere Hand überhaupt bewegt. Nun versuchen Sie einige Atemzüge lang, die Hand, die auf dem Unterbauch aufliegt, bei jedem Atemzug mit der Bauchdecke etwas wegzudrücken, während die obere einfach nur ruhig auf der Brust liegt. Atmen Sie dabei so langsam und gleichmäßig wie möglich.

Versuchen Sie gleichzeitig, den Körper so gut es geht zu entspannen. Je entspannter der Körper ist, desto besser kann sich das Zwerchfell nach unten ausdehnen und desto leichter fließt die Bauchatmung.
Wenn Sie stehen, ist es wichtig, dass die Knie niemals ganz durchgestreckt sind. Ein Durchstrecken führt dazu, dass sich der Körper- und Energieschwerpunkt in den Brustbereich verschiebt, was wiederum der Bauchatmung entgegenwirkt.

Hinweise zur Übungspraxis

Die Übungen können Sie zu beliebiger Uhrzeit und Jahreszeit ausführen. Sie sind zudem von außen betrachtet sehr unauffällig, sodass Sie auch in der Öffentlichkeit üben können, ohne dass es auffällt. Üben Sie sie so oft und so lange, wie Sie möchten. Die Wiederholungsanzahl richtet sich nach Ihrem eigenen Ermessen, wobei natürlich gilt, dass Sie schneller Fortschritte machen, je mehr Sie üben. Da die Übungen einfach und schnell umsetzbar sind, kann man beispielsweise mehrmals am Tag ein paar Minuten mit ihnen verbringen. Vielleicht werden Sie nach einiger Übungspraxis auch merken, dass Sie einige Übungen von Zeit zu Zeit automatisch in Ihre Alltagstätigkeiten integrieren. Das ist wünschenswert, da Sie dann zum einen die jeweiligen Tätigkeiten viel bewusster und teilweise auch schneller und besser ausführen können, zum anderen auch Ihre wertvolle Übungspraxis einfach in den Tag integriert haben. Sie benötigen dann weniger separate Übungszeit und sind zugleich wesentlich achtsamer und aufmerksamer.
Die im Folgenden beschriebenen Übungen arbeiten beinahe alle mit dem sogenannten Yi (Seite 13), der Vorstellung. Diese wird nach einiger Praxis immer mehr zu einem tatsächlichen körperlichen Empfinden, was auch angestrebt wird. Wenn dies am Anfang noch nicht ganz klappt, ist das normal. Mit der Zeit wird ein immer konzentrierteres und intensiver empfundenes

Üben möglich. Versuchen Sie, wie mit allem im Leben, ein Mittelmaß zu finden – lassen Sie die Vorstellung nicht zu schwach sein, aber legen Sie auch nicht zu viel Kraft hinein. Ist sie zu schwach, ist auch die Intensität schwach. Ist sie jedoch zu stark, kann man leicht verkrampfen. Es ist anfangs nicht einfach, dieses Mittelmaß zu finden. Aber üben Sie geduldig weiter und vertrauen Sie darauf, dass sich das richtige Maß einstellen wird.

Achten Sie darauf, dass sich Ihre Oberarme während der Übungen nicht zu eng am Oberkörper befinden, da sonst der freie Energiefluss blockiert werden kann. Wer möchte, kann sich als Hilfestellung kleine Bälle unter den Armen vorstellen.

Wenn es möglich ist, üben Sie nicht direkt unter einer Stromquelle oder unmittelbar neben einer Giftpflanze. Entfernen Sie sich lieber ein paar Schritte von diesen »Störzonen«, damit die positive Wirkung Ihrer Übungspraxis nicht behindert wird.

Sie können die Übungen im Stehen, im Sitzen oder teilweise auch im Liegen anwenden. Achten Sie beim Stehen und Sitzen auf eine möglichst gerade Wirbelsäule. Sie können sich unterstützend vorstellen, dass Sie am obersten Punkt Ihres Kopfes am Himmel aufgehängt sind und die Wirbelsäule nach oben gestreckt beziehungsweise etwas nach oben und unten hin auseinander gezogen wird. Beim Sitzen setzen Sie sich am besten auf das vordere Drittel des Stuhls und achten darauf, dass beide Fußsohlen fest auf dem Boden bleiben.

Bemühen Sie sich darum, dass Ihr Körper und Geist so ruhig wie möglich ist, wenn Sie die Übungen beginnen. Je ruhiger und entspannter man innerlich ist, desto besser kann man auch mit der Vorstellung arbeiten. Das ist meist leichter gesagt als getan. Nicht umsonst gibt es unzählige metaphorische Vergleiche wie beispielsweise »die Affen zähmen« als Bild dafür, die ständig kreisenden und nicht innehalten wollenden Gedanken zu beruhigen. Es verhält sich hierbei wie mit allem im Leben: Je stetiger wir üben, desto besser wird uns das Gewünschte gelingen. Seien Sie also geduldig, wenn sich die erhoffte

Ruhe und Entspannung nicht sofort einstellt. Zudem verhält es sich so, dass Sie Gedanken und emotionale Zustände leichter wie Wolken weiterziehen lassen können, je freier und stärker das Qi in Ihrem Körper fließen kann. Setzen Sie sich also nicht unter Druck. Beginnen Sie mit der individuell bestmöglichen Ruhe und lassen Sie sich den Zustand mit der Zeit von selbst verbessern. Nach und nach werden Sie merken, wie viel Energie, Leben und Achtsamkeit in dieser Ruhe steckt. Ein altes chinesisches Sprichwort fordert dazu auf, die Bewegung in der Stille zu finden und die Stille in der Bewegung. Nehmen Sie dieses Sprichwort mit in Ihre Übungspraxis und mit in Ihren Alltag.

Lassen Sie die Bewegungen weich, sanft und harmonisch ineinander übergehen, gleich dem Fließen des Wassers oder dem Abrollen eines feinen Fadens. Ändern Sie nie zu abrupt die Bewegungsrichtung.

Als Zentrum der Übungen gilt mit fortschreitender Übungspraxis ein Energiezentrum, welches sich etwa zwei Ihrer eigenen Daumenbreite unterhalb des Bauchnabels und ungefähr sechs Zentimeter im Körperinneren befindet. In einigen Qigong-Traditionen wird es als unteres, in anderen als mittleres Dantian bezeichnet. Lassen Sie dies anfangs noch unbeachtet. Nach einiger Übungspraxis können Sie versuchen, sich während der Übungen sanft auf Ihre Hände und auf dieses Energiezentrum zu konzentrieren.

Versuchen Sie, möglichst unbefangen an die Übungen heranzugehen. Streben Sie so wenig wie möglich danach, unbedingt so schnell wie möglich etwas zu fühlen, zu spüren oder gar etwas bewirken zu können. Bei den vorgestellten Übungen kann es sogar sein, dass Sie einige Wochen oder Monate regelmäßig üben müssen, bis Sie die erste Wirkung verspüren. Aber Sie werden belohnt! Daher – so schwer es auch sein mag – üben Sie sich in Geduld. Denn auch in der Zeit, in der Sie selbst noch nicht direkt etwas wahrnehmen, haben die Übungen schon eine unterstützende Wirkung. Die Veränderungen sind manchmal so schleichend und tief unter der Oberfläche verborgen, dass man sie erst richtig wahrnimmt und sich ihrer bewusst wird, wenn man sie mit Abstand und im zeitlichen Rückblick betrachtet.

Ganz allgemein könnte man sagen, dass Menschen, die sehr sensibel sind, oder auch Menschen, die bereits mit Systemen vertraut sind, welche mit Qi (bzw. Prana in der indischen Kultur) arbeiten, wie beispielsweise Qigong, Yiquan, Taiji, Yoga oder Meditation, schneller »etwas« merken werden. Aber dies ist natürlich nur ein allgemeiner Ansatz und keine allein gültige Regel, die in jedem Fall zutrifft. Vergleichen Sie sich auch keinesfalls mit anderen, sollte das erwartete Gespür für die Energien bei jenen schneller eintreffen. Gerade Erwartungshaltungen können manchmal das eigentlich Erwünschte behindern. Es ist so ähnlich wie mit einem Schmetterling – je stärker man gewillt ist, ihn einzufangen, desto unmöglicher wird es. Lässt man es geschehen und begegnet ihm mit Ruhe und Gelassenheit, dann setzt er sich auf der Schulter nieder.

Manche Übungen können von außen sehr statisch wirken, wodurch sie sich gut dafür eignen, sie unbemerkt in der Öffentlichkeit auszuführen. Obwohl der Körper von außen unbeweglich erscheinen mag, ist das Innere des Körpers in ständiger Bewegung.

Es ist bei den Übungen nicht erwünscht, jegliche Anspannung zu vermeiden. Ein bestimmter Grad der Anspannung ist nötig, um die innere und äußere Struktur des Körpers aufrechtzuerhalten. Ist dies nicht gegeben, wird der Körper zu schlaff. Trotzdem sollte man so entspannt wie möglich sein, indem man Spannungen auf körperlicher und auch geistiger Ebene so intensiv es geht auflöst. Denken Sie an eine Katze, die vor einem Mauseloch sitzt und wartet oder auch an einen Frosch am Rande eines Teichs. Haben Sie das einmal beobachtet? Das jeweilige Tier verharrt über lange Zeit entspannt in einer Position und ist zugleich aufmerksam und gewahr. Es behält eine minimale Anspannung in den Muskeln bei, um sofort reagieren zu können. Dies ist es, was auch wir anstreben. Wenn wir uns also entspannen, dann immer nur so, dass eine minimale Anspannung bestehen bleibt. Wenn wir anspannen, dann immer so, dass keine Verkrampftheit, Unbeweglichkeit und Starre entsteht.

Wie in allem in und um uns herum findet sich auch in den Übungen das Prinzip des Yin und Yang. Beide Polaritäten sind vorhanden und sollten fließend und sanft ineinander übergehen, so wie Tag und Nacht. Wie oben erwähnt, findet sich in jeder Anspannung immer noch ein Element der Entspannung. Zugleich findet sich in jeder Entspannung auch immer ein Funken Anspannung. Denken Sie an die Monade – Yin und Yang wechseln sich dynamisch ab, während immer jeweils ein Teil der einen Kraft in der anderen enthalten ist. Wir lernen, dass alles, was wir für Gegensätze halten mögen, im Grunde eine Einheit ist und jeweils nur eine andere Seite der Medaille.

Entspannungsübung

»Gehe Dingen nicht nach und auch nicht entgegen.
Spiegle sie wider, aber halte nicht an ihnen fest.«
Zhuangzi, chinesischer Philosoph

Versuchen Sie, soweit es möglich ist, nicht an Gedanken und Zuständen festzuhalten und sich nicht mit ihnen zu identifizieren. Kämpfen Sie jedoch auch nicht gegen sie an, da sie ihnen damit nur noch mehr Kraft und Energie verleihen. Je stärker sie einem Gedanken sagen, er solle verschwinden, desto hartnäckiger wird er bleiben. Versuchen Sie vielmehr, Gelassenheit zu entwickeln und keinen eigenen Maßstab bezüglich eines bestimmten Entspannungsgrades festzulegen, an den Sie sich halten möchten. Wie entspannt Sie zu Beginn einer Übung sein können, hängt von vielen Faktoren ab, auf die wir nicht immer Einfluss haben. Wenn Sie daran denken, dass jeder Zustand vorübergeht und ohnehin in einen anderen verwandeln wird, können Sie vielleicht Abstand gewinnen und die Fokussierung loslassen. Versuchen Sie in jedem Fall, einfach nur so entspannt wie möglich zu werden, und nehmen Sie hierzu eine beliebige Ihnen bekannte Technik zu Hilfe.

Eine Möglichkeit besteht beispielsweise darin, den Körper gedanklich in einzelne Teile zu unterteilen und bei hohem Blutdruck den ganzen Körper von oben (Kopf) nach unten (Fuß) zweimal durchzugehen, bei niedrigem zwei Mal von unten nach oben, bei normalem einmal von oben nach unten und anschließend von unten nach oben. Verweilen Sie bei jedem Abschnitt eine kurze Zeit. Wenn Sie möchten, können Sie den entsprechenden Bereich dabei bewusst anspannen und dann wieder entspannen. Auch kann man Vorstellungen zu Hilfe nehmen, beispielsweise ein inneres Lächeln, das sich mehr und mehr über den ganzen Körper hinweg ausbreitet. Wer möchte, kann sich auch vorstellen, wie gespürte Verspannungen wie Eis in der Sonne schmelzen und abfließen. Der Fantasie sind keine Grenzen gesetzt, wenn Ihnen diese Vorstellungen helfen, entspannter zu werden.

Auch kann man sich ausschließlich auf seine Atmung konzentrieren, versuchen, möglichst ruhig und gleichmäßig zu atmen, und sich dabei selbst beobachten. So entspannt Sie mit der Zeit auch immer sein mögen, versuchen Sie, Ihre Grenzen kennenzulernen und immer weiter und weiter zu entspannen. Wenn Sie äußerlich entspannt sind, versuchen Sie, auch innen zu entspannen, bis jeder Muskel und jede Sehne des Körpers entspannt ist.

Im Folgenden möchte ich Ihnen eine Entspannungsübung aus dem chinesischen Heilkunstsystem Yiquan vorstellen, die mit der Vorstellung des Wassers arbeitet. Wenn Ihnen dies unangenehm ist, können Sie das Wasser beispielsweise durch Wind ersetzen.

Stellen Sie sich etwa schulterbreit mit den Füßen parallel zueinander bequem so hin, als säßen Sie auf einem unsichtbaren Barhocker. Achten Sie darauf, dass Ihre Knie nie ganz durchgestreckt sind. Wenn Sie die Übung im Sitzen ausführen, setzen Sie sich auf das vordere Drittel eines Stuhls und achten Sie auf eine gerade Wirbelsäule, ohne sich dabei anzulehnen. Stellen Sie sich einen oder mehrere Bälle zwischen Ihrem Rücken und der Stuhllehne vor. Sollten Sie sich schwach fühlen und anlehnen müssen, schieben Sie das Kreuzbein bis an die Stuhllehne. Richten Sie für die gerade Wirbelsäule zuerst

Ihr Becken auf, damit die nach oben in die Länge gezogene Wirbelsäule eine Basis hat. Beachten Sie dabei, dass die Brust nicht herausgedrückt wird. Sitzen Sie möglichst auf dem sogenannten Damm-Punkt (befindet sich zwischen Genitalbereich und After) und sorgen Sie dafür, dass kein Druck auf die Genitalien besteht. Druck erfährt der Körper nur an den Fußsohlen und dem Damm-Punkt. Achten Sie darauf, dass kein Gewicht auf das Steißbein ausgeübt wird, da dann die Zirkulation der Gehirn- und Rückenmarksflüssigkeit beeinträchtigt wird und Sie schnell ermüden. Die Beine stehen in Schulterbreite und im rechten Winkel zwischen Ober- und Unterschenkel fest auf dem Boden, die Oberschenkel liegen waagrecht. Lassen Sie Ihre Hände locker auf den Oberschenkeln ruhen. Bei tiefem Blutdruck zeigen die Handflächen nach oben, bei hohem oder normalem Blutdruck nach unten. Die Finger zeigen dabei stets leicht nach innen.

Stellen Sie sich nun eine beliebige Landschaft vor, in der Sie sich wohlfühlen. Nun stellen oder setzen Sie sich so unter einen Wasserfall, dass das Wasser direkt auf den obersten Punkt Ihres Kopfes trifft. Spüren Sie so deutlich wie möglich, wie das Wasser an der Körpervorderseite hinunterläuft. Spüren Sie die Wassertropfen auf der Stirn, im Augenbereich, auf den Wangen, der Nase, auf Mund, Kinn, Hals, Nacken, Schultern, Brust, Oberarmen, Ellenbogen, Unterarmen, Bauch, Handgelenken, Fingern, Lende, Hüften, Oberschenkeln, Knien, Unterschenkeln und den Fußrücken, bevor es in die Erde abfließt. Wiederholen Sie dies einige Minuten lang. Stellen Sie sich dann vor, das Wasser liefe an der rechten Körperseite hinunter. Wenn Sie die Übung im Stehen ausführen, achten Sie besonders auf die Fingerspitzen und versuchen Sie, so deutlich wie möglich zu spüren, wie es sich anfühlt, wenn die Wassertropfen von den Fingerspitzen hinuntertropfen.

Wiederholen Sie dies wiederum einige Male und lassen dann das Wasser langsam an der Körperrückseite hinunterfließen. Nehmen Sie, wenn Sie die Übung im Stehen ausführen, auch alle Rundungen des Körpers (Rücken, Po, Kniekehlen) deutlich wahr.

Wiederholen Sie dies wieder einige Male und wechseln Sie dann zur linken Körperseite, auf die Sie sich ebenfalls einige Male konzentrieren.
Zuletzt lassen Sie das Wasser an allen vier Seiten gleichzeitig nach unten fließen. Versuchen Sie dabei, den ganzen Körper und die einzelnen Wassertropfen deutlich zu spüren. Stellen Sie sich vor, wie jegliche Verspannungen einfach abgewaschen werden und in die Erde einsickern.
Mit der Zeit werden Sie sich immer schneller und leichter auf alle vier Körperseiten gleichzeitig konzentrieren und auch tagsüber leicht zu diesem Übungsteil fortschreiten können. Wenn Sie die Übung einige Male ungestört geübt haben und das Wasser so deutlich wie möglich wahrnehmen konnten, können Sie die Übung auch in unangenehmen Situationen im Alltag anwenden. Wenn etwas oder jemand Sie beispielsweise aufregt oder eine sonstige unangenehme Empfindung in Ihnen entsteht, können Sie einfach die vorgestellte Wasser-Entspannungsübung versuchen und sich vorstellen, wie alle Anspannung weggeschwemmt wird.

氣

HAUPTÜBUNGEN

Wie bereits im Kapitel zur Kraft Yi (siehe Seite 13) erwähnt, haben Visualisierungen nachweislich einen enormen Einfluss auf den Körper. So wie der Körper den Geist beeinflusst (im Westen fällt dies in das Gebiet der Somatopsychologie), beeinflusst auch der Geist den Körper (im Westen fällt dies in das Gebiet der Psychosomatik). Mit den folgenden Übungen setzen wir an beiden Seiten an und versuchen, die Kraft Yi zu stärken, die wiederum die Lebenskraft Qi beherrscht und leitet. Gemäß traditioneller Lehre können Krankheiten und Beschwerden nicht entstehen, wenn die Lebenskraft Qi frei im Körper fließen kann. Blockaden fördern die Entstehung von Beschwerden und emotionalen Ungleichgewichten, ebenso wie emotionale und psychische Zustände und Erlebnisse den freien Qi-Fluss und somit Blockaden begünstigen können. Mit regelmäßiger Übungspraxis können Sie dem entgegenwirken und eine Harmonie auf emotionaler, psychischer und körperlicher Ebene erreichen.

»Die Zeit, die du dir nicht für deine Gesundheit nimmst,
nimmt sich die Krankheit.«
Altes chinesisches Sprichwort

1 Strickleiter

Berühren Sie bei folgender Übung immer nur die Fingerkuppen der angegebenen Finger.
Bringen Sie zuerst den rechten Daumen und den linken Zeigefinger zusammen (1).
Während Sie den Kontakt zwischen diesen beiden Fingern beibehalten, führen Sie den rechten Zeigefinger zum linken Daumen. Der rechte Daumen und linke Zeigefinger befinden sich in dieser Lage also unter dem rechten Zeigefinger und dem linken Daumen (2).

Behalten Sie nun den Kontakt zwischen dem oben liegenden rechten Zeigefinger und linkem Daumen bei und lassen rechten Daumen und linken Zeigefinger los (3). Bewegen Sie sie kreisförmig um die beiden anliegenden Finger herum und lassen sie sich wieder berühren. Führen Sie nun analog dieselbe Bewegung mit dem nun unten liegenden rechten Zeigefinger und linkem Daumen aus und anschließend erneut mit dem rechten Daumen und dem linken Zeigefinger (4).

1

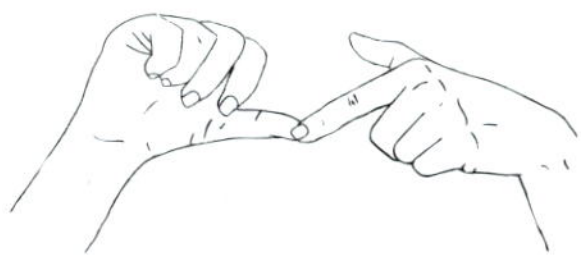

2

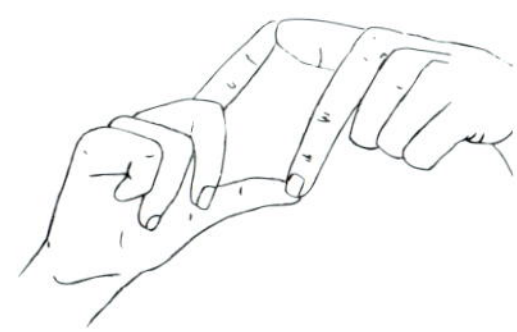

3

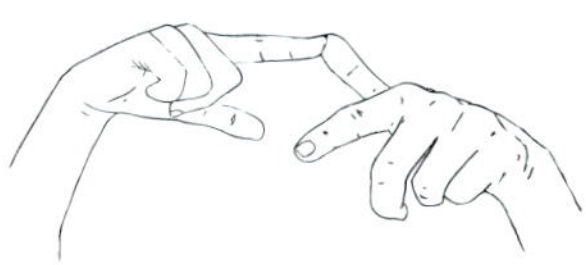

4

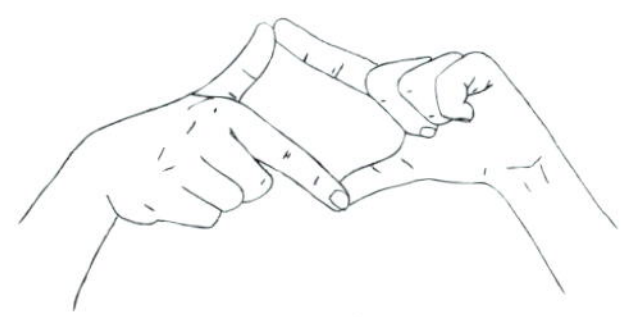

5

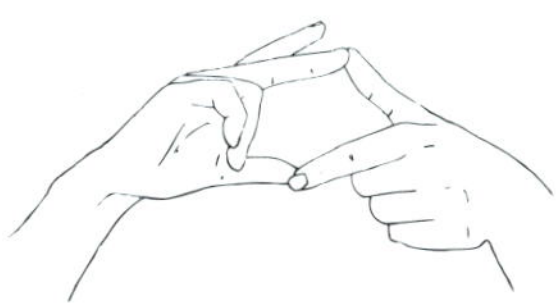

6

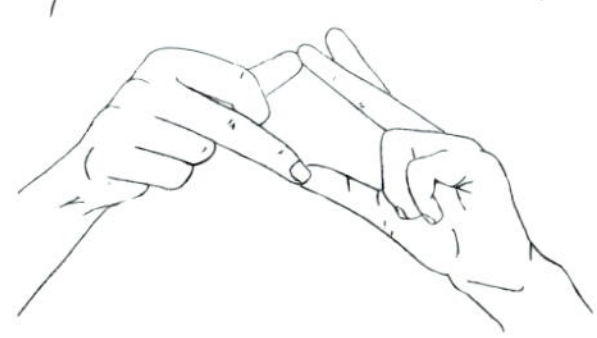

7

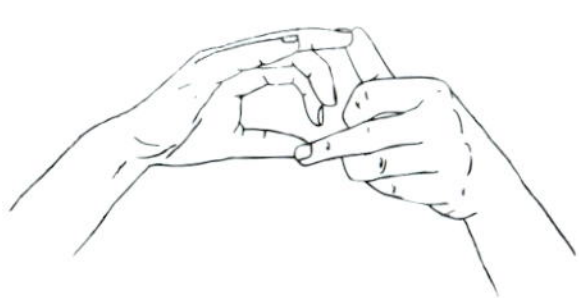

8

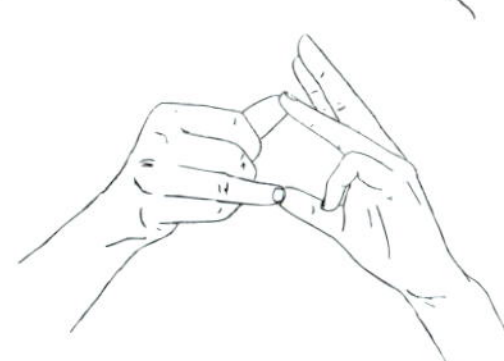

9

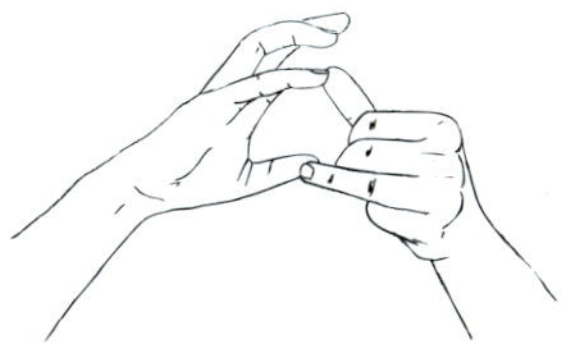

10

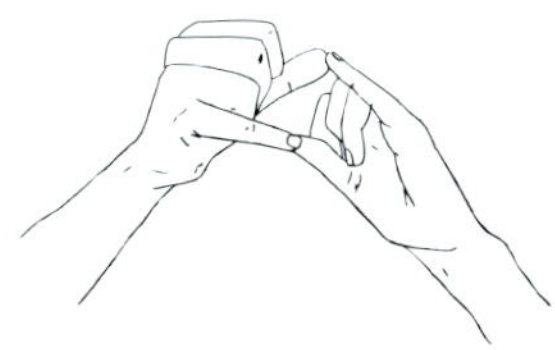

Lösen Sie den rechten Zeigefinger vom linken Daumen und bewegen Sie wie zuvor die Finger kreisförmig um die zusammenliegenden Finger (rechter Daumen, linker Zeigefinger) herum, Sie führen nun allerdings den rechten Mittelfinger mit dem linken Daumen zusammen (5).
Lösen Sie den rechten Daumen vom linken Zeigefinger, bringen Sie sie kreisförmig um die anderen herum und führen auch hier statt des Zeigefingers den linken Mittelfinger zum rechten Daumen (6). Lösen Sie nun den rechten Mittelfinger vom linken Daumen, bringen sie um die anderen Finger herum und bringen den rechten Ringfinger zum linken Daumen (7). Wiederholen Sie dies analog auf der anderen Seite, sodass am Ende der linke Ringfinger am rechten Daumen anliegt (8).
Lösen Sie dann den rechten Ringfinger vom linken Daumen, bringen Sie sie um die anderen Finger herum und bringen am Ende den rechten Kleinfinger mit dem linken Daumen zusammen (9). Wiederholen Sie dies analog auf der anderen Seite, sodass am Ende der rechte Daumen am linken Kleinfinger anliegt (10).
Nun gehen Sie die Abfolge rückwärts noch einmal durch: Lösen Sie den rechten Kleinfinger vom linken Daumen, bringen Sie sie kreisförmig um die anderen Finger herum und lassen am Ende den rechten Ringfinger den linken Daumen berühren. Führen Sie die Bewegung analog auf der anderen Seite aus. Dann lösen Sie den rechten Ringfinger vom linken Daumen, bewegen sie um die anderen Finger herum und bringen den rechten Mittelfinger mit dem linken Daumen zusammen. Nachdem Sie dies analog mit der anderen Seite gemacht haben, führen Sie die Bewegung erneut aus und achten darauf, dass diesmal der rechte Zeigefinger den linken Daumen berührt. Führen Sie dies analog mit der anderen Seite durch. Wiederholen Sie dann die ganze Übung mehrere Male und versuchen Sie, sie mit der Zeit immer schneller auszuführen, ohne dabei die Finger zu verwechseln.

2 Glühbirnen drehen

Sorgen Sie bei dieser Übung dafür, dass Sie genügend Platz um sich herum haben, sodass Sie, wenn Ihre Arme ausladende Bewegungen machen, nirgendwo anstoßen. Sie können nach Belieben die Arme und Hände anfangs entweder locker hängen lassen, vor den Körper oder über den Kopf bringen. Winkeln Sie die Finger so an, als würden Sie jeweils eine große Glühbirne umgreifen, die etwa den Umfang Ihrer Handfläche hat. Nun drehen Sie aus dem Handgelenk heraus im Halbkreis im und gegen den Uhrzeigersinn – so als wollten Sie eine Glühbirne eindrehen.

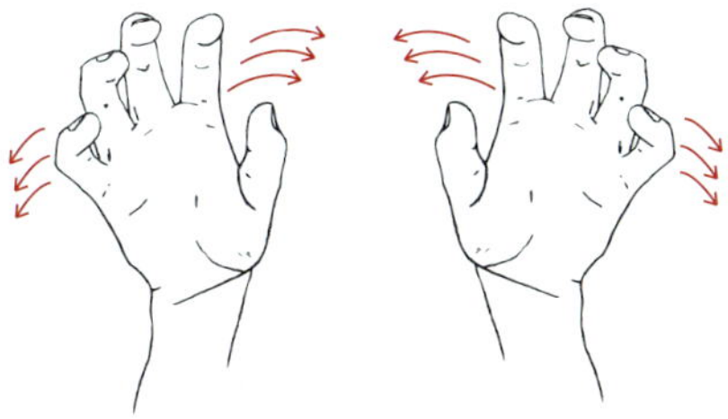

Versuchen Sie, den Druck, den die imaginäre Glühbirne auf Ihre Finger und die Handfläche ausübt, deutlich zu spüren, genauso wie den Widerstand, der während der Drehbewegung entsteht. Dann beschleunigen Sie die Bewegung immer mehr und führen sie mit beiden Händen gleichzeitig aus – ob gegenläufig oder beidseitig in die gleiche Richtung, ist egal. Führen Sie dies so lange durch, bis sie das Gefühl bekommen, Ihre Hände bewegten sich wie von selbst. Versuchen Sie, dies zuzulassen, ohne weiter auf die Bewegungen einzuwirken. Lassen Sie die ganzen Arme die Bewegung der Hände unterstützen und führen Sie die Übung so lange aus, wie es angenehm ist. Wenn Sie sie beenden möchten, tun Sie dies langsam und lassen die Hände dann noch einige Minuten ruhig und locker hängen, bevor Sie zu einer anderen Tätigkeit übergehen. Je mehr Sie innerlich die Kontrolle über die Handbewegungen losgelassen haben, desto mehr Zeit sollten Sie sich für das abschließende Innehalten nehmen.

Wenn Sie während der Übung das Gefühl haben, dass sich etwas in den Handflächen verdichtet, können Sie sie zum Abschluss einige Minuten lang aufeinander auf der Höhe von etwa zwei Daumenbreit unter dem Bauchnabel auflegen (Männer die rechte Hand oben, Frauen die linke). Bei Erkrankungen im Bauchbereich, während der Monatsblutung und Schwangerschaft legen Sie die Hände auf Solarplexushöhe auf.

3 Wassertropfen werfen

Lassen Sie Ihre Arme und Hände locker an der Körperseite nach unten hängen (1).

Stellen Sie sich vor, dass Ihre Hände und Finger nass sind – so als hätten Sie sie gerade aus einem Wassereimer herausgezogen. Spüren Sie die einzelnen Wassertropfen in der Handfläche, auf dem Handrücken und den einzelnen Fingern. Schwingen Sie nun Ihre Arme und Handgelenke locker nach vorne, sodass die Finger aus der Bewegung heraus von selbst nach oben heben. Stellen Sie sich vor, Sie würden einen sich vor Ihnen befindenden Gegenstand nass spritzen wollen.

1

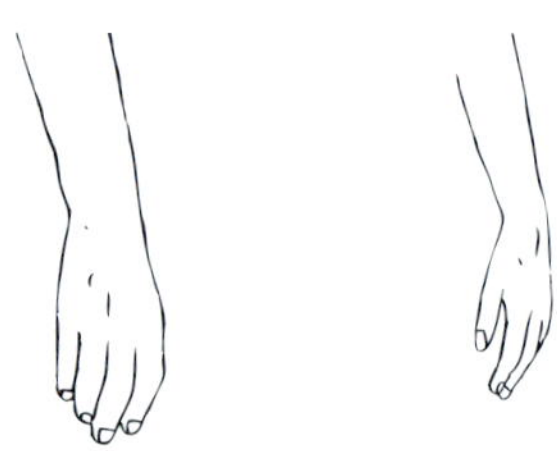

2

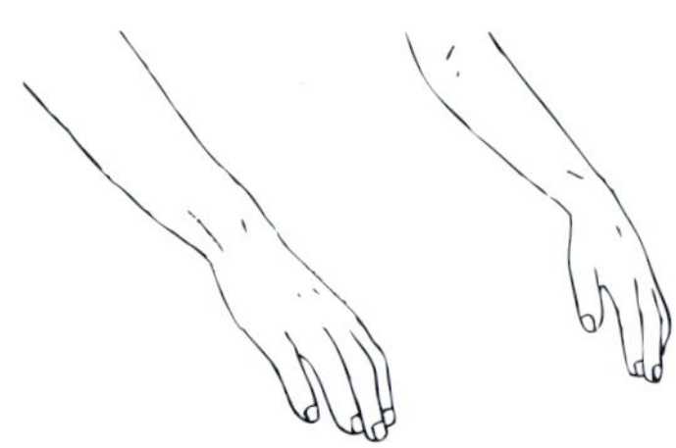

3

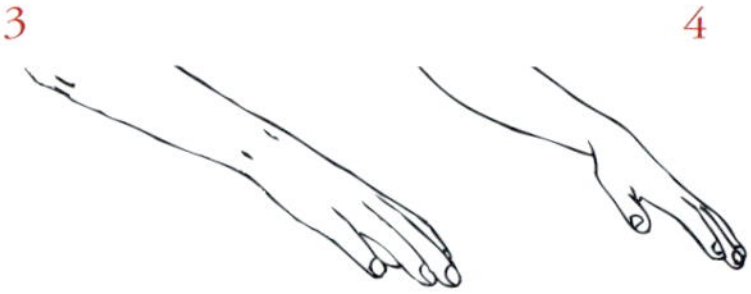

4

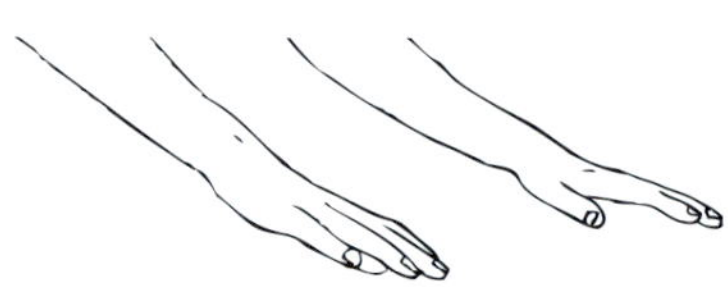

Spüren Sie die imaginären Wassertropfen an den Fingerspitzen so deutlich wie möglich und schleudern Sie sie aus dem Handgelenk und den Fingern locker nach vorne (2-4). Empfinden Sie so intensiv es geht, wie die imaginären Wassertropfen an den Händen Richtung Fingerspitzen nach vorne laufen, wenn Sie die Hände bewegen, und richten Sie Ihre Aufmerksamkeit auch auf das Gefühl, das entstehen würde, wenn tatsächliche Wassertropfen von den Fingern weggeschleudert werden würden.
Am Ende lassen Sie die Hände locker wieder absinken und wiederholen die Bewegung von vorn.

4 Maulwurf schaut aus vier Löchern

Die folgende Übung findet sich auch in meinem Buch *Finger Qigong*. Da sie auf große Beliebtheit gestoßen ist und auch zu der nächsten Übung »Kreis und Ecke« passt, möchte ich sie an dieser Stelle erneut aufgreifen und Lesern, denen sie noch unbekannt ist, vorstellen.
Strecken Sie den Daumen der rechten und den Zeigefinger der linken Hand aus (1). Strecken Sie nun den Daumen der linken und den Zeigefinger der rechten Hand aus (2). Wiederholen Sie dies einige Minuten lang so schnell es geht. Sehr gut ist diese Übung zur Schulung der Reaktionsfähigkeit und zur Stärkung des Gehirns.

1

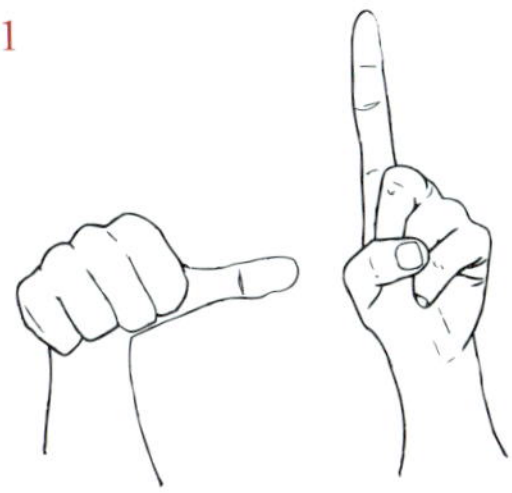

2

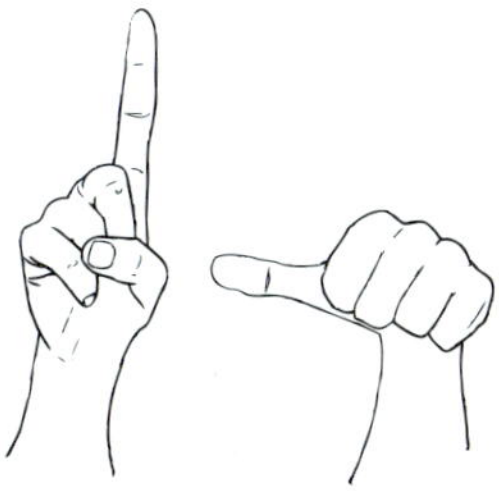

5 Kreis und Ecke

Strecken Sie den Daumen und Zeigefinger der linken Hand so aus, dass sie möglichst einen rechten Winkel bilden. Der Zeigefinger zeigt dabei nach oben, der Daumen nach rechts. Lassen Sie die übrigen Finger locker nach unten zeigen. Bilden Sie mit dem Daumen und Zeigefinger der rechten Hand einen Kreis, indem Sie die Fingerspitzen sich berühren lassen. Lassen Sie die übrigen Finger dieser Hand locker nach oben zeigen (1). Wechseln Sie nun zeitgleich die Handhaltung, sodass nun die linke Hand einen Kreis bildet und die rechte Hand einen rechten Winkel (2). Wiederholen Sie dies einige Minuten lang so schnell es geht. Auch diese Übung eignet sich sehr gut zur Schulung der Reaktionsfähigkeit und zur Stärkung des Gehirns.

1

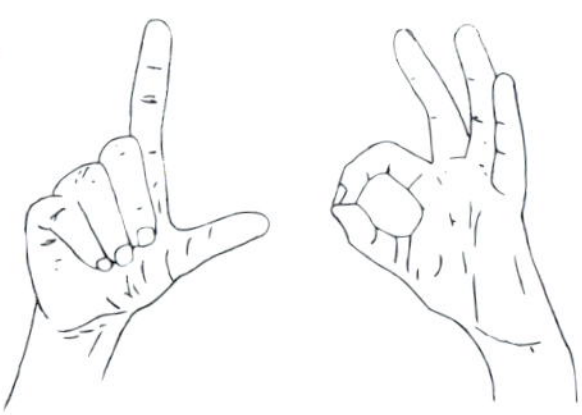

2

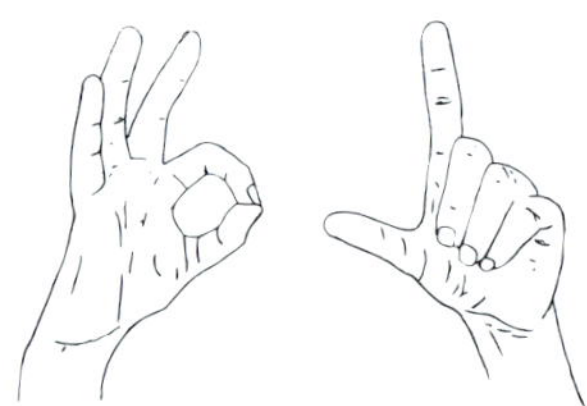

6 Spuren in die Erde zeichnen

Lassen Sie Ihre Arme und Hände locker an der Körperseite nach unten hängen.

Stellen Sie sich nun vor, dass Ihre Finger ganz lang werden, sodass sie die Erde berühren können. Versuchen Sie, so deutlich wie möglich den imaginären Kontakt der Fingerspitzen mit dem Boden zu spüren. Bewegen Sie dann die Arme und Hände sanft hin und her und stellen sich dabei vor, wie Sie sanfte Linien in die Erde oder den Sand zeichnen. Gerne können Sie sich hierbei auch einen warmen Sandstrand vorstellen.

Bringen Sie Ihre ganze Aufmerksamkeit in die einzelnen Fingerspitzen. Während Sie imaginär mit ihnen über die Erde streifen, versuchen Sie, sich so intensiv es geht den Druck und den Kontakt zwischen Ihrem Körper und der Erde oder dem Sand vorzustellen. Diese Übung eignet sich auch gut, wenn man auf jemanden oder auf öffentliche Verkehrsmittel wartet. Sie können sie sowohl mit nur einer als auch mit beiden Händen ausführen und die Wartezeit so ganz unauffällig nutzen.

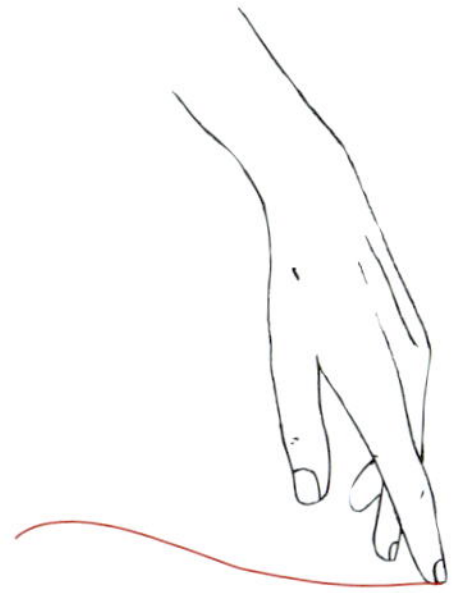

7 Honigtopf

Lassen Sie Ihre Arme und Hände locker an der Körperseite nach unten hängen.
Stellen Sie sich vor, Ihre Hände befänden sich in jeweils einem großen Honigtopf. Stellen Sie sich diesen Honig als sehr dickflüssig, zäh und klebrig vor. Wenn Ihnen die Vorstellung mit Honig unangenehm ist, können Sie sich auch Moorpaste oder eine beliebige andere Substanz mit ähnlicher Konsistenz vorstellen. Nun versuchen Sie, die Finger einer Hand nach oben hin aus dem Topf zu ziehen, wobei sie sich jedoch nur wenige Zentimeter bewegen müssen. Achten Sie darauf, dass Sie dabei nicht die Schultern hochziehen. Die Kraft für die Bewegung darf nicht aus den Armen, sondern nur aus den Fingern und der Hand kommen. Der Ellenbogen bewegt sich nur wenig mit. Es sind hauptsächlich die Finger und das Handgelenk, die sich bewegen. Achten Sie hierbei unbedingt darauf, dass Ihr Handgelenk so entspannt wie möglich bleibt.
Spüren Sie während der Bewegung, wie der imaginäre Honig an Ihrer Handfläche, dem Handrücken und den einzelnen Fingern klebt. Spüren Sie den

Widerstand, den der zähflüssige Honig ausübt, so deutlich wie möglich. Wenn Sie anfangs Schwierigkeiten haben, sich auf die ganze Hand und alle Finger gleichzeitig zu konzentrieren, teilen Sie die Hand in einzelne Bereiche auf und konzentrieren Sie sich nacheinander auf einen einzelnen Bereich, beispielsweise nur die Handfläche oder nur den Zeigefinger.

Während des Ziehens sollten Sie mit der Zeit einen deutlichen Widerstand wahrnehmen, der Sie entgegen der Bewegungsrichtung Ihrer Hand nach unten zieht. Spüren Sie auch, wie der imaginäre Honig langsam an Handfläche, Handrücken und allen vier Seiten der Finger nach unten gleitet. Halten Sie dann kurz inne und drücken Ihre Hand wieder zurück in den imaginären Topf. Spüren Sie dabei den Widerstand vor allem an den Fingerkuppen. Spüren Sie, wie der imaginäre Honig an allen vier Seiten der Finger sowie der Handfläche und dem Handrücken nach oben gedrückt wird. Halten Sie wieder kurz inne und wiederholen die Übung mit der anderen Hand.

Nach einiger Übungspraxis kann man die Übung auch zeitgleich mit beiden Händen durchführen. Sie bietet sich beispielsweise bei Schreibtischtätigkeiten an. Wenn Sie merken, dass Ihre Finger und Hände immer verspannter werden, nehmen Sie sich einige Minuten Zeit, lehnen sich im Stuhl bequem zurück, lassen Ihre Hände hängen und führen diese Übung durch. Achten Sie unbedingt auf das Innehalten während der Übungssequenzen, da in dieser Zeit das Qi in den Händen verteilt wird. Ohne die Entspannungsphasen ist die Übung zum einen wesentlich anstrengender, zum anderen nutzt sie viel weniger. Bevor Sie Ihre Schreibtischtätigkeit wieder aufnehmen, lassen Sie nach der Übung die Hände noch einige Momente ruhig hängen und achten Sie nur auf Ihre Atmung.

8 Ball nach unten drücken

Lassen Sie Ihre Arme und Hände locker an der Körperseite nach unten hängen, winkeln Sie jedoch dabei die Hände so an, dass die Handflächen zu Boden und im rechten Winkel zu den Unterarmen zeigen. Nun stellen Sie sich vor, dass jeweils ein großer Ball unter jeder Hand liegt, der seinerseits auf der Oberfläche eines Sie umgebenden Wassers treibt. Der Wasserstand richtet sich danach, auf welcher Höhe sich Ihre Hände befinden, wenn Sie die Arme mit leicht angewinkelten Ellenbogen an der Körperseite hängen lassen und die Handflächen dabei auf die imaginären Bälle auflegen. Nun drücken Sie sanft mit der einen Hand den imaginären Ball nach unten in das vorgestellte ruhige Wasser hinein. Spüren Sie den Druck, der dabei entstehen würde, so deutlich wie möglich. Der Ball würde sich aufgrund des Auftriebs nach oben bewegen wollen, entgegengesetzt der Bewegungsrichtung, in die Sie ihn zwingen. Halten Sie nach einigen Zentimetern inne und lassen Sie sanft locker. Spüren Sie den Auftrieb des imaginären Balls, der Ihre Hand sanft nach oben bewegt. Wiederholen Sie dies mit der anderen Hand und führen Sie die Übung einige Male durch.

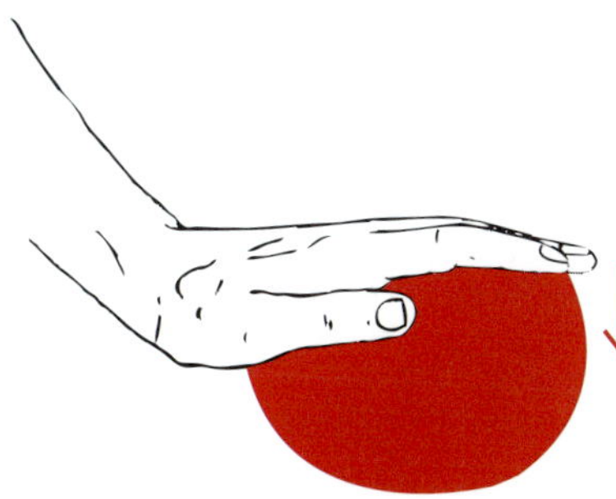

9 Kreise zeichnen

Bringen Sie Ihre Hände so vor den Körper, dass Ihre Handflächen zu Boden und die Finger leicht nach innen zeigen (1). Die Hände sollten sich frei in der Luft befinden. Achten Sie darauf, dass Ihre Schultern dabei möglichst entspannt bleiben. Nun führen Sie mit den Händen nach innen kreisende Bewegungen aus, als würden Sie einen Tisch abwischen oder schmirgeln wollen (2–6). Bewegen Sie die rechte Hand zuerst zum Körper, dann nach rechts außen, wieder nach vorne und zur Mitte zurück und führen Sie diese Kreise mehrmals hintereinander aus. Die linke Hand bewegt sich analog, jedoch immer zeitlich versetzt. Befindet sich also die rechte Hand schon nahe am Körper, ist die linke Hand zwar mittig, jedoch noch in weiterer Entfernung vor dem Körper. Während die rechte Hand nach rechts außen geht und einen Kreis nachzeichnet, bewegt sich die linke Hand zum Körper hin. Sie können sich hierbei eine Unterlage vorstellen, die sowohl fest wie beispielsweise ein Tisch sein kann, als auch nachgiebig wie eine Wasseroberfläche. Spüren Sie den Druck der imaginären Unterlage so deutlich wie möglich, bis er sich nach einiger Übungspraxis so real anfühlt, als sei er tatsächlich vorhanden. Anschließend führen Sie die Übung in entgegengesetzter Richtung aus, sodass Ihre Hände Kreise nach außen zeichnen. Machen Sie dies einige Minuten lang.

1

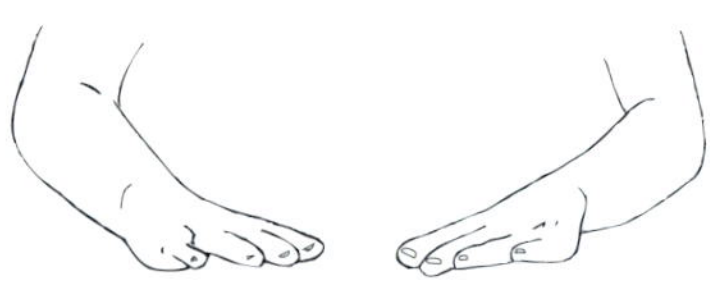

2

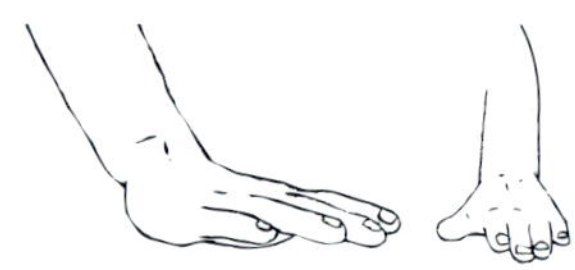

3

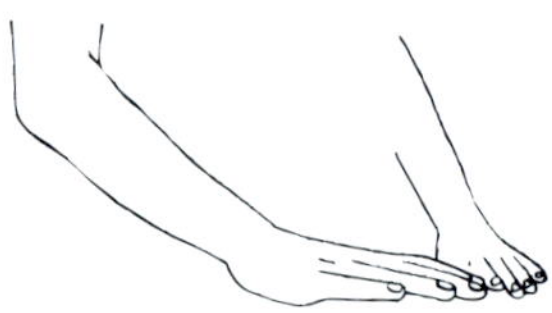

4

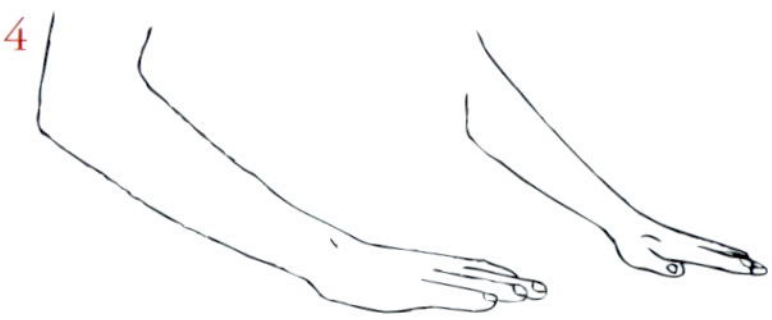

5

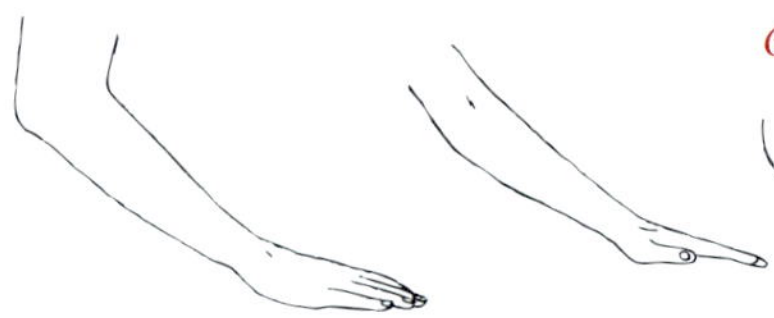

6

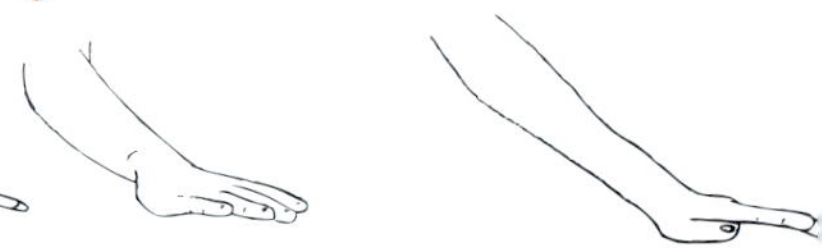

10 Ziegel umgreifen

Legen Sie die Hände so vor sich auf eine Unterlage oder locker auf die Oberschenkel, dass Ihre Handflächen zueinander und die Finger nach vorne zeigen (1).
Stellen Sie sich vor, es würde ein Ziegelstein direkt an den Handflächen längs anliegen und jeweils auf Höhe der mittleren Fingerglieder enden. Stellen Sie sich zugleich vor, Hände und Ziegelstein befänden sich in Wasser oder gar einer dickflüssigeren Substanz wie Moor oder Honig. Nun knicken Sie die Finger einer oder auch beider Hände ein und stellen sich vor, Sie würden am Ende den imaginären Ziegelstein umgreifen (2). Versuchen Sie, während Sie die Bewegung ausführen, den Widerstand, den das umgebende Material (Wasser, Moor oder Honig) ausübt, so deutlich wie möglich zu spüren. Konzentrieren Sie sich auf das Gefühl, das erzeugt wird, wenn Sie das entsprechende Material mit den oberen und mittleren Fingergliedern verdrängen müssen, um den Ziegelstein zu umgreifen. Handfläche sowie untere und obere Fingerglieder sollten am Ende der Bewegung einen 90-Grad-Winkel beschreiben. Spüren Sie so deutlich wie möglich, dass Sie den Ziegel in den Händen halten. Bringen Sie dann die Finger wieder in die Ausgangsposition und spüren Sie dabei, wie Sie mit der Außenseite der Finger das jeweilige sie umgebende Material (Wasser, Moor oder Honig) verdrängen. Wiederholen Sie die Übung einige Male.

1

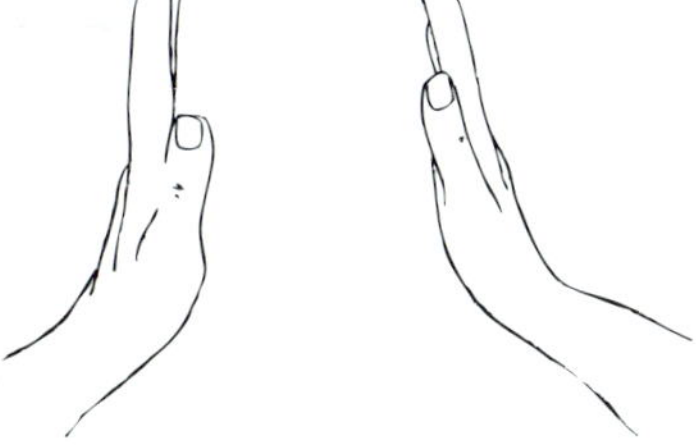

2

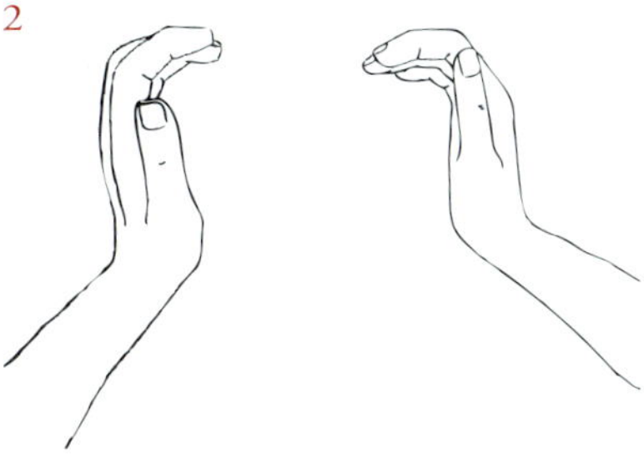

11 Ruhiges Wasser, Bach und Schlamm

Lassen Sie Ihre Arme und Hände locker an der Körperseite nach unten hängen und entspannen Sie sie so gut wie möglich. Die Finger zeigen dabei zu Boden. Stellen Sie sich vor, dass Ihre Hände bis zu den Handgelenken in einem ruhigen Gewässer wie beispielsweise einem schönen See hängen. Wenn Sie die Übung im Stehen ausführen, können Sie sich auch vorstellen, Sie stünden bis zu der entsprechenden Wasserhöhe mit dem ganzen Körper im Wasser. Nun schwingen Sie die Arme sanft nach vorne und nach hinten und versuchen, den imaginären Wasserwiderstand so deutlich wie möglich zu spüren. Spüren Sie, wie das Wasser auch durch die Fingerzwischenräume drängt und die Fingerspitzen umspielt. Spüren Sie es an der ganzen Handfläche. Bewegen Sie die Hände auf diese Weise einige Male hin und her und versuchen Sie, das Gefühl des verdrängten Wassers so intensiv es geht zu empfinden.

Während Sie die Bewegung weiter ausführen, stellen Sie sich nun vor, Ihre Hände befänden sich in einem warmen Bach mit starker Strömung. Stellen Sie sich bei jeder Bewegung vor, Sie bewegten Ihre Hände gegen die Strömung. Wenn Sie die Hände nach vorne bewegen, sollte also das Wasser von vorne kommen. Wenn Sie sie anschließend nach hinten bewegen, stellen Sie sich vor, das Wasser würde von hinten kommen.

Versuchen Sie, so gut wie möglich zu spüren, dass es nun schwieriger wird, die Hände zu bewegen, wenn Sie sie entgegen einer imaginären Strömung drücken. Versuchen Sie, hierzu möglichst keine Kraft aus den Schultern aufzuwenden, sondern konzentrieren Sie sich ausschließlich auf die Finger und Hände.

Stellen Sie sich anschließend vor, dass sich Ihre Hände in Schlamm oder Moorpaste bewegen. Wem die Vorstellung unangenehm ist, kann sich auch Honig oder eine beliebige Substanz mit ähnlicher Konsistenz vorstellen. Versuchen Sie, sich darauf zu konzentrieren, wie viel schwerer es nun ist, die

Hände zu bewegen. Spüren Sie die imaginäre zähflüssige und klebrige Substanz so intensiv wie möglich, die es Ihnen erschwert, Ihre Hände frei und leicht zu bewegen. Entspannen Sie nach jeder Bewegungsrichtung die Hände für einen kurzen Moment, bevor Sie sie in die andere Richtung bewegen. Wenn Sie auf diesen Wechsel zwischen Anspannung und Entspannung achten, können Sie am meisten von der Übung profitieren. Wenn Sie die Übung mit allen drei imaginären Materialien ausgeführt haben, können Sie sie sich nacheinander im Wechsel vorstellen. Konzentrieren Sie sich beispielsweise einige Minuten auf den Bach, dann auf den Schlamm und anschließend auf den See und wechseln dann beliebig hin und her. Achten Sie darauf, den Unterschied zwischen den verschiedenen Widerständen der jeweiligen imaginären Substanzen so deutlich wie möglich wahrzunehmen.

Bei Handgelenkbeschwerden oder –erkrankungen können Sie die oben beschriebene Übung so verändern, dass Sie Ihre Unterarme so auf eine Unterlage (beispielsweise eine Tischplatte) legen, dass Ihre Hände über die Kante hinausragen. Lassen Sie sie locker über der Kante hängen und stellen sich vor, Ihre Hände befänden sich unter Wasser (1). Es mag anfangs gewöhnungsbedürftig sein, sich nur die Hände oder Unterarme separat unter Wasser vorzustellen. Wenn es Ihnen für die Vorstellung hilft und kein Unbehagen erzeugt, können Sie sich auch gerne anfangs den ganzen Körper, beispielsweise bis Brust- oder Schulterhöhe, als im Wasser befindlich vorstellen.

Heben Sie langsam Ihre Hände hoch (2), sodass am Ende der Handrücken zum Körper zeigt. Ihre Unterarme sollten dabei durchgehend weiter auf der Unterlage liegen bleiben und sich nicht bewegen.

1

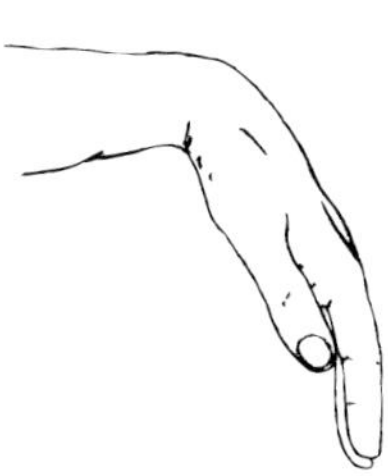

2

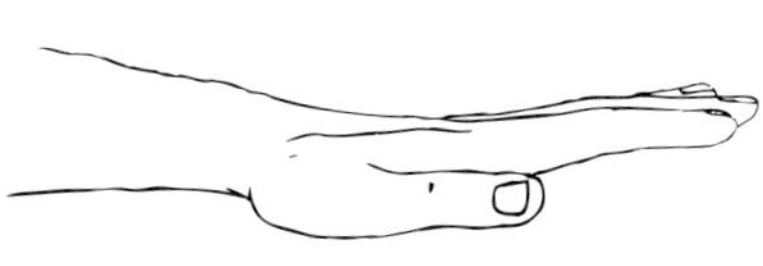

Stellen Sie sich so deutlich wie möglich den Widerstand des imaginären Wassers vor, den Sie mit Ihrem Handrücken und den einzelnen Fingern verdrängen. Spüren Sie auch so intensiv es geht, wie das imaginäre Wasser durch die Fingerzwischenräume fließt. Anschließend senken Sie die Hand wieder in die Anfangsposition und versuchen Sie dabei, den Widerstand auf der Handfläche und der Innenseite der Finger so deutlich wie möglich wahrzunehmen. Wiederholen Sie diese Bewegung einige Male. Ersetzen Sie anschließend das Wasser in Gedanken durch flüssigen und dann durch zähflüssigen Honig (beziehungsweise Moor oder Schlamm, falls Ihnen die Vorstellung angenehmer ist).

12 Wiegen im Meer

Bei dieser Übung müssen Sie physisch keine Bewegungen ausführen, sondern arbeiten ausschließlich mit Ihrer Visualisierungskraft. Dadurch eignet sie sich insbesondere bei Verletzungen, bei denen die Bewegung eingeschränkt oder schmerzhaft ist, sowie bei Lähmungserscheinungen. Auch zur Prophylaxe und Stärkung der Hände ist diese Übung empfehlenswert.
Legen Sie die Hände entweder vor sich auf eine beliebige Unterlage oder auf Ihre Oberschenkel. Stellen Sie sich eine Welle vor, die von der linken Seite kommt und seitlich auf Ihre Hände trifft.
Versuchen Sie, so deutlich wie möglich den Druck zu spüren, der von dem imaginären Wasser ausgeübt wird. Spüren Sie, wie Ihre Hände sanft nach rechts gedrückt werden, als ob eine tatsächliche kleine Welle aufgetroffen sei. Geben Sie dem imaginären Druck sanft nach und lassen Sie Ihre Hände leicht zur Seite schieben. Sie können sie auch physisch etwas mitbewegen, jedoch keinesfalls so viel, als würden Ihre Hände auf einer Wasseroberfläche ohne Unterlage aufliegen. Versuchen Sie, die Hände in ihrer Position zu halten und der imaginären Welle Widerstand zu leisten, ohne sie jedoch zu sehr

anzuspannen. Versuchen Sie dann zu spüren, wie Ihre Hände wieder nach links gezogen werden, wenn die imaginäre Welle wieder zurück ins weite Meer gezogen wird. Wiederholen Sie dies mehrere Male und versuchen Sie, Druck und Sog der Welle immer deutlicher wahrzunehmen. Anschließend stellen Sie sich die Welle als von der rechten Seite kommend vor. Dabei werden Ihre Hände sanft nach links geschoben und nach rechts zurückgezogen, wenn das Wasser sich wieder ins Meer zurückzieht.

Nach einiger Übungspraxis, wenn Ihnen die Welle bereits sehr real vorkommt oder während oder kurz nach dem Üben ein Gefühl beispielsweise von Kribbeln, Wärme, Jucken oder Ähnlichem auftritt – kurzum: wenn Sie eine sensorische Wahrnehmung verspüren –, können Sie die Übung erweitern. Bei der erweiterten Form der Übung versuchen Sie, Ihre Hände als solche zu vergessen. Versuchen Sie sich vorzustellen, Ihre Hände seien innen hohl und die Außenwände, die Hülle, so durchlässig wie ein feiner Samtstoff oder ein Teesieb (aus Stoff, nehmen Sie keinesfalls Metall in die Vorstellung hinein). Lassen Sie die Welle in Ihrer Vorstellung nun erneut von links kommen. Spüren Sie, wie das Wasser auf der Außenseite aufschlägt und dann durch die Hand hindurchfließt. Stellen Sie sich das Durchfließen als eine langsame, sanfte Bewegung in kleinen, behutsamen Wellen vor. Lassen Sie das imaginäre Wasser auf der rechten Seite durch die durchlässige Haut wieder austreten und auf dieselbe Art und Weise durch die andere Hand hindurchfließen. Wenn sich die Welle dann wieder ins Meer zurückzieht, bewegt sich das Wasser auf dieselbe Art langsam und sanft von rechts nach links wieder durch die Hände zurück. Wiederholen Sie dies einige Male. Abschließend können Sie die Welle von vorne kommen lassen, das Wasser durch die Fingerkuppen und Fingerzwischenräume eintreten und bis zum Handgelenk hochspülen lassen. Anschließend lassen Sie die Welle wieder denselben Weg zurückströmen. Achten Sie weiterhin auf das Gefühl von Druck und Sog.

Sollten Sie die Übung bei Verletzungen anwenden und sich dabei eventuelle Schmerzen verstärken oder neu auftreten, versuchen Sie, die Übung sanfter, weniger konzentriert und kräftig auszuführen, eher wie in einem luftigen Tagtraum als in konzentrierter Aufmerksamkeit. Wenn die Schmerzen dann nicht verschwinden oder nachlassen, beenden Sie die Übung und versuchen Sie sie zu einem späteren Zeitpunkt erneut.

Falls Ihnen die Vorstellung von Meer und Wasser unbehaglich ist, können Sie die Übung auch mit Wind durchführen. Stellen Sie sich dabei eine warme Sommerbrise vor, die in der ersten Phase der Übungspraxis auf der Hautoberfläche gefühlt wird und nach einiger Zeit sanft durch das Handinnere weht.

13 Wattebäuschchen in Fingerzwischenräumen

Wenn Sie einer Schreibtischtätigkeit nachgehen, können Sie versuchen, sich während des Haltens der Maus Wattebäuschchen zwischen den Fingerzwischenräumen vorzustellen. Schwieriger ist dies beim Tippen der Tastatur, es verlangsamt zudem die Schreibgeschwindigkeit. Wenn Sie möchten, können Sie jedoch auch dies versuchen. Mit einiger Übung wird es gelingen, die Schreibgeschwindigkeit beizubehalten und mit der Aufmerksamkeit immer wieder zu den imaginären Wattebäuschchen zurückzukehren, die nicht herunterfallen dürfen und deswegen sanft mit den Fingern zusammengedrückt werden. Natürlich können Sie diese Vorstellung auch in jede beliebige Alltagssituation einbauen.

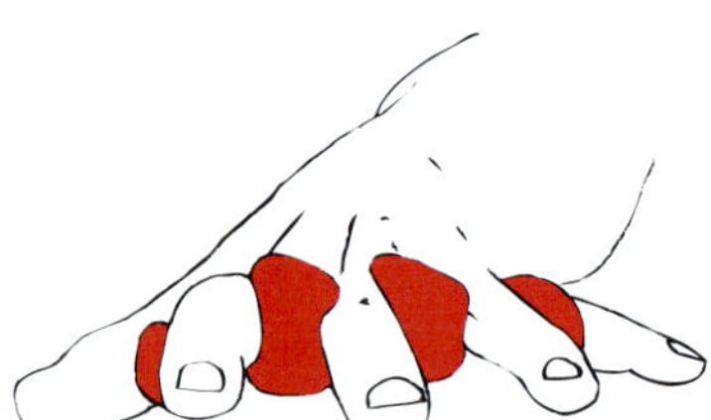

14 Ziehen und Schieben

Legen oder heben Sie Ihre Hände so vor sich, dass die Handflächen nach unten und die Finger nach vorne zeigen. Stellen Sie sich vor, dass die Spitzen der Fingerkuppen über lange Fäden oder Seile an einem Gegenstand vor Ihnen befestigt sind. Es kann sich dabei sowohl um einen Baum handeln oder auch um eine Wand.

Nun ziehen Sie Ihre Hände sanft zu sich in Richtung Körper, wobei die Handflächen weiterhin nach unten gerichtet bleiben und sich die Hände etwas heben (1). Die Hände sollten sich dabei nicht mehr als ungefähr anderthalb Handlängen zum Körper hin bewegen. Achten Sie darauf, dass Ihre Schultern währenddessen locker bleiben und sich nicht nach oben bewegen.

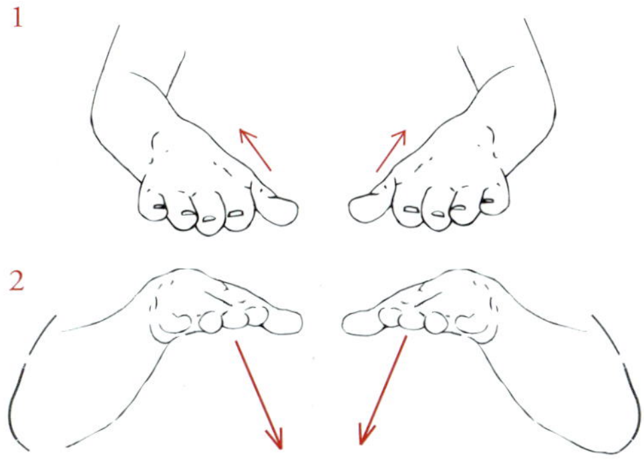

Während Sie Ihre Hände Richtung Körper bewegen, versuchen Sie, den Zug zwischen Fingerspitzen und dem jeweiligen Objekt vor Ihnen so deutlich wie möglich zu spüren. Gerne können Sie sich (auch physisch) mit dem ganzen Körper etwas nach vorne bewegen, wenn Sie sich über die imaginären Fäden an den Fingerspitzen »nach vorne ziehen«. Hierbei sollten Sie jedoch unbedingt auf einen geraden, aufgerichteten Oberkörper achten und die Kraft aus den Fingern (nicht aus den Armen oder Schultern) kommen lassen. Halten Sie kurz inne, um den Fingern und dem Geist eine kurze Erholungszeit zu gönnen, und wechseln Sie dann die Vorstellung.

Nun stellen Sie sich vor, die einzelnen Finger seien jeweils über Federn mit dem Objekt vor Ihnen verbunden. Schieben Sie die Hände sanft nach vorne vom Körper weg, wobei die Handflächen weiterhin nach unten gerichtet bleiben (2) und sich die Hände leicht senken. Spüren Sie so deutlich wie möglich, wie Sie mit jedem Millimeter die imaginären Federn mehr und mehr stauchen. Nehmen Sie so deutlich wie möglich die Kraft wahr, die dabei an und vor den Fingerspitzen entsteht. Bewegen Sie die Hände nur so weit, dass die Ellenbogen immer noch leicht angewinkelt bleiben. Halten Sie dann erneut inne und leiten die Übung mit dem Ziehen an den imaginären Fäden wieder ein.

VARIANTE

Für eine Übungsvariante, die Sie beim Warten auf öffentliche Verkehrsmittel oder im Büro ausführen können, lassen Sie die Arme und Hände einfach locker an der Körperseite hängen.

Stellen Sie sich vor, die einzelnen Finger seien jeweils an einem Faden an der Wand oder einem anderen Gegenstand hinter Ihnen befestigt. Ziehen Sie die Hände sanft nach vorne und spüren Sie den Widerstand, wenn Sie die imaginären Fäden von der Wand wegziehen. Halten Sie dann kurz inne und stellen Sie sich vor, die Finger seien mit Fäden an einem Objekt vor Ihnen befestigt. Bewegen Sie die Hände sanft nach hinten und spüren Sie auch hier so deutlich wie möglich den Zug, der durch die imaginären Fäden entsteht. Wenn Sie die Übung im Stehen in der Öffentlichkeit ausführen, brauchen Sie die Hände gar nicht zu bewegen. Gehen Sie ein, zwei Schritte nach vorne oder nach hinten und stellen Sie sich dabei vor, wie Sie sich über die Finger von einem beliebigen Objekt vor oder hinter Ihnen wegziehen müssen, um nach vorne oder hinten gehen zu können.

VARIANTE

Wenn Sie die Übung beherrschen, können Sie sich zusätzlich kleine Wattebäusche in den Fingerzwischenräumen vorstellen. Ziehen Sie die Hände weiterhin an den imaginären Fäden zwischen Fingerspitzen und einem beliebigen Objekt weg, versuchen Sie aber dabei, die zusätzlichen imaginären

Wattebäuschchen zwischen den Fingern zu spüren und sanft zusammenzudrücken, sodass sie nicht herunterfallen. Sobald Sie das Gefühl haben, dass Ihnen dies gut gelingt, können Sie die Watte durch kleinere und härtere Objekte ersetzen, beispielsweise kleine Murmeln.

15 Drehen, Ziehen, Drehen, Schieben

Die folgende Übung ist eine Kombination aus vier Bewegungen und Vorstellungen.
Bewegen Sie Ihre Hände etwa auf Brusthöhe so vor den Oberkörper, dass Ihre Handflächen zu Boden zeigen (1). Drehen Sie dann die Hände langsam nach außen, sodass anschließend die Handflächen zueinander zeigen (2). Stellen Sie sich hierbei vor, dass Ihre Hände von einer dickflüssigen Masse wie beispielsweise Honig oder Schlamm bedeckt sind. Spüren Sie den imaginären Widerstand an der Außenseite der Handgelenke, Hände und Finger so intensiv es geht. Führen Sie die Bewegung so langsam wie möglich aus, um sich den Druck möglichst deutlich vorstellen zu können.
Halten Sie kurz inne und nutzen Sie die Zeit, um die Finger zu entspannen, während Sie die Position beibehalten. Stellen Sie sich nun vor, dass Ihr Daumen, Zeige- und Mittelfinger über Fäden an einem Baum oder Objekt vor Ihnen befestigt sind, Ring- und Kleinfinger schräg unten am Boden. Ziehen Sie Ihre Hände Richtung Körper und achten Sie darauf, dass die Bewegung aus den Fingern und Händen erfolgt. Ihre Schultern sollten sich also nicht merklich heben. Ziehen Sie die Hände dabei nicht nur nach hinten zum Körper hin, sondern gleichzeitig auch schräg nach oben (3). Achten Sie darauf, dass mindestens eine Handlänge Abstand zum Körper erhalten bleibt.
Halten Sie wieder kurz inne und nutzen Sie die kurze Zeit, um die Finger zu entspannen, während Sie erneut die Position beibehalten. Nun drehen Sie

die Hände nach innen, sodass am Ende der Bewegung die Handflächen zu Boden zeigen (4). Stellen Sie sich bei dieser Bewegung wieder vor, dass sich Ihre Hände in einer dickflüssigen Masse wie Honig oder Schlamm befinden. Spüren Sie den Widerstand diesmal an der Innenseite der Handgelenke, Handflächen und Finger. Halten Sie erneut kurz inne und entspannen Sie dabei Ihre Hände für einen Moment.

Nun stellen Sie sich vor, dass Ihre Hände auf einem Brett aufliegen, welches auf einer Wasseroberfläche schwimmt. Schieben Sie Ihre Hände nach vorne und zugleich etwas nach unten und zusammen, so als wollten Sie das Brett unter Wasser und vom Körper wegdrücken. Führen Sie die Bewegung so langsam wie möglich aus. Versuchen Sie, den Widerstand des imaginären Wassers und des Bretts so ganz intensiv wahrzunehmen. Schieben Sie die Hände nur so weit nach vorne, dass Ihre Ellenbogen noch leicht gebeugt und keinesfalls gestreckt sind. Auch sollte Ihr Oberkörper nicht nach vorne fallen. Halten Sie anschließend kurz inne und wiederholen Sie die Übung einige Male.

1

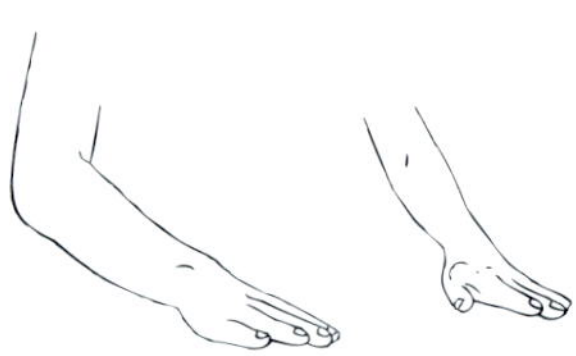

2

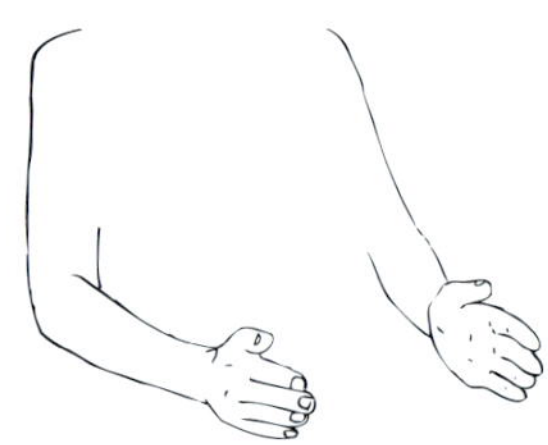

3

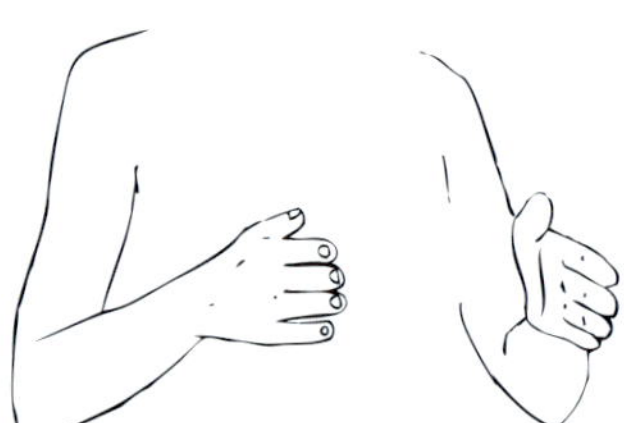

4

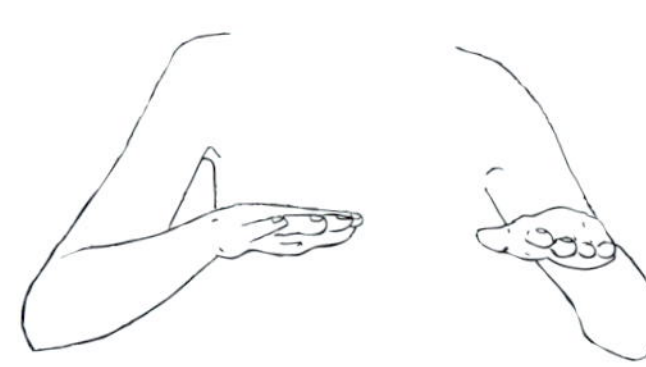

16 Ball drücken

Legen oder heben Sie Ihre Hände so vor sich, dass die Handflächen zueinander zeigen. Die Finger sind dabei leicht gebeugt. Stellen Sie sich vor, dass Sie einen weichen Ball zwischen den Händen halten, und drücken Sie ihn langsam zusammen. Spüren Sie dabei so deutlich wie möglich den Druck, der von dem Widerstand des imaginären Balls auf Ihre Handflächen und einzelnen Finger ausgeübt wird. Halten Sie nach einigen Zentimetern kurz inne und lassen Sie von einem Moment auf den anderen plötzlich los. Wenn Sie dies tun, dürfen sich Ihre Hände *nicht langsam* wieder auseinanderbewegen. Im Gegenteil, sie tun dies sehr schnell und plötzlich, da Sie von einem Moment auf den nächsten dem Druck nachgeben. Wiederholen Sie dies einige Male. Nach einiger Übungspraxis wird sich das Gefühl entwickeln, als sei »etwas« zwischen den Handflächen.

Zu Beginn können Sie auch einen realen Ball oder ein Stoffstück zwischen die Hände nehmen und einige Male fest zusammendrücken. Versuchen Sie in dem Fall, sich den Druck und Widerstand so gut wie möglich einzuprägen und ihn dann zu visualisieren, wenn Sie die Übung später ohne solches Hilfsmittel ausführen.

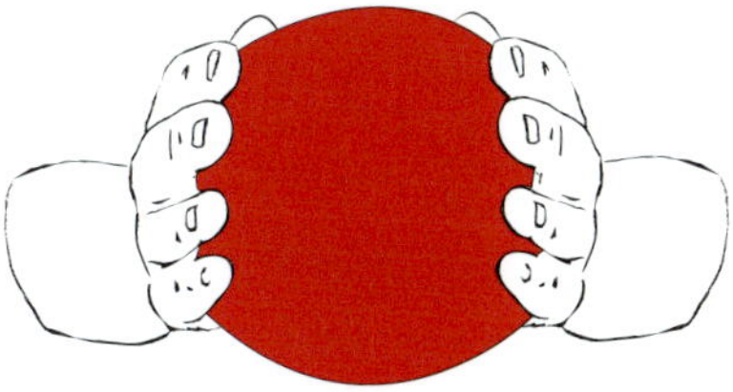

17 Gummis ziehen

Legen oder heben Sie Ihre Hände so vor sich, dass die Handflächen zueinander zeigen.

Stellen Sie sich vor, dass sich um Ihre beiden Daumen herum ein elastisches Gummiband befindet. Ebenso sollte sich in Ihrer Vorstellung jeweils ein

Gummi um die beiden Zeige-, Mittel-, Ring- und kleinen Finger befinden. Nun ziehen Sie Ihre Finger sanft auseinander, indem Sie die Hände voneinander wegbewegen. Stellen Sie sich dabei so deutlich wie möglich den Widerstand vor, den die Gummis ausüben würden, wenn sie nicht nur in Ihrer Vorstellung um die Finger herum lägen. Spüren Sie so deutlich wie möglich die Kraft, die Sie für das Auseinanderziehen aufwenden müssen. Lassen Sie dann nach einigen Zentimetern, wenn der Widerstand am stärksten wäre, von einem Moment auf den anderen los. Würden die Gummis nicht nur in Ihrer Vorstellung existieren, dann würden Ihre Hände jetzt zurückschnellen. Auf dieselbe Art und Weise sollen sich auch jetzt Ihre Hände bewegen. Wenn sie sich langsam wieder aufeinander zubewegen, ist dies ein Zeichen dafür, dass Sie die Übung noch öfter wiederholen sollten, bis Sie das Gefühl der Gummibänder so verinnerlicht haben, dass Sie sie durch Ihre Vorstellungskraft so stark spüren, als seien sie tatsächlich vorhanden. Wiederholen Sie die Übung noch mehrere Male.

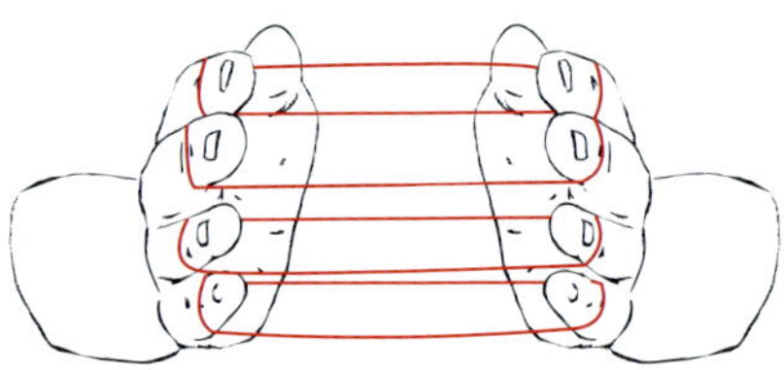

18 Qifeld aufbauen

Um diese Übung auszuführen, empfiehlt es sich, die Übungen »Ball drücken« und »Gummis ziehen« einige Zeit geübt zu haben. Je mehr Sie bei den erwähnten Übungen wahrnehmen konnten, desto besser wird Ihnen die folgende Übung gelingen.

Legen oder heben Sie Ihre Hände so vor sich, dass die Handflächen zueinander zeigen.

Stellen Sie sich vor, dass Sie sowohl einen Ball zwischen den Händen halten als auch dass alle Finger wie in der Übung »Gummis ziehen« miteinander verbunden sind. Nun versuchen Sie, zur selben Zeit sowohl den Ball zusammenzudrücken und den Widerstand an allen zehn Fingern und der Handfläche zu spüren als auch die Hände auseinanderzuziehen und dabei den Widerstand der Gummis zu spüren. Das geht physisch natürlich nicht, denn es handelt sich um zwei entgegengesetzte Bewegungsrichtungen. In der »Realität« kann man nicht gleichzeitig die Hände aufeinander zubewegen, während man sie auseinanderführt. Versuchen Sie, es sich dennoch so gut wie möglich vorzustellen. Achten Sie darauf, dass Sie die Bewegungen gedanklich nicht nacheinander durchführen, sondern genau zur selben Zeit, im selben Augenblick. Physisch müssen sich Ihre Hände dabei nicht bewegen. Wenn Sie es doch tun, lassen Sie sie einfach die Bewegung machen, die sich gut anfühlt. Behalten Sie jedoch durchgehend eine ungefähre Handlänge Abstand bei und lassen Sie die Handflächen zueinander gerichtet.

Mit einiger Übungspraxis werden Sie merken, dass ein Energiefeld zwischen Ihren Handflächen entsteht. Wenn Sie es wahrnehmen, führen Sie die Übung noch etwas fort, sodass sich das Energiefeld stärker konzentrieren kann. Die Art und Weise, wie sich das entstandene Feld bemerkbar macht, kann von Mensch zu Mensch sehr unterschiedlich sein. Oft tritt ein Kribbeln in den Fingern und Handflächen auf, manchmal auch ein Wärme- oder auch Kältegefühl. Auch kann sich das Gefühl einstellen, man dehne sich aus und die Hände würden sehr groß.

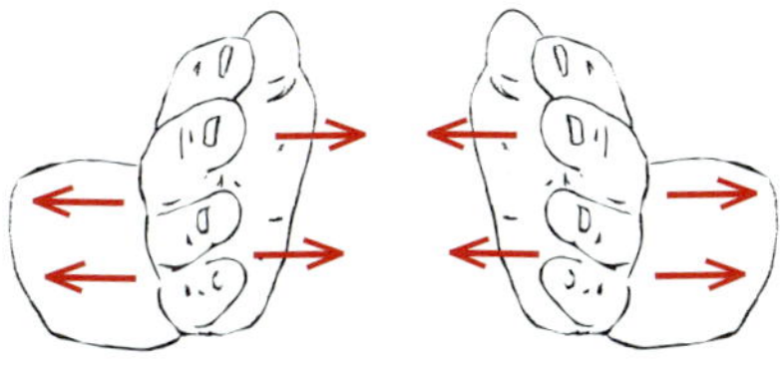

19 Magnetfelder

Bei der folgenden Übung arbeiten wir mit der Vorstellung von Magneten. Verdeutlichen Sie sich so gut wie möglich, wie sich zwei Magnete sowohl sehr stark anziehen als auch abstoßen können.

Nun stellen Sie sich vor, Ihre Handflächen seien wie Magnete. Zuerst stellen Sie sich vor, sie seien beide gleich gepolt und stießen sich ab. Versuchen Sie, sobald Sie die Hände auf etwa eine Handfläche (später eine Handlänge) Abstand zueinander gebracht haben, zu spüren, wie unmöglich es wird, sie weiter aufeinander zuzubewegen, da sie sich gegenseitig abstoßen. Dies erfordert etwas Übung und eine starke Visualisierungskraft. Mit der Zeit wird es Ihnen jedoch gelingen. Versuchen Sie mehrere Male, die Hände aufeinander zuzubewegen, und spüren Sie bei jedem Mal so deutlich wie möglich, dass sie sich gegenseitig abstoßen und sie sich nur bis zu einem bestimmten Abstand einander nähern können.

Anschließend stellen Sie sich vor, dass Ihre Handflächen unterschiedlich gepolt sind und sich dadurch sehr stark anziehen. Denken Sie an die starke Anziehungskraft, die zwei Magnete aufeinander ausüben können. Sie können sich so stark anziehen, dass einem die Magnete aus der Hand gleiten können, wenn man sie nicht fest genug hält. Genauso stellen Sie sich Ihre Handflächen vor. Bewegen Sie sie langsam aufeinander zu und versuchen Sie, sobald der Abstand zwischen den Händen etwa eine halbe bis ganze Handbreite beträgt, die magnetische Energie zu spüren, die die beiden Hände mit starker Kraft zusammenziehen möchte. Versuchen Sie, dieser imaginären Kraft zu widerstehen – so als wollten Sie zwei Magnete daran hindern, sich gegenseitig anzuziehen.

20 Laogong-Finger-Feder

Legen Sie eine beliebige Hand so vor sich hin, dass die Handfläche schräg nach oben zeigt.

Stellen Sie sich vor, dass sich zwischen dem Akupunkturpunkt Laogong (Pe8, siehe Seite 31) und dem Zeigefinger der anderen Hand eine elastische Feder befindet. Drücken Sie sie sanft zusammen und versuchen Sie, Druck und

Widerstand so deutlich wie möglich wahrzunehmen (1). Halten Sie nach einigen Zentimetern kurz inne und entspannen Sie Finger und Handfläche, wobei Sie jedoch die Position beibehalten. Wechseln Sie die Vorstellung und stellen Sie sich nun einen feinen Faden zwischen den Punkten vor, den Sie sehr sanft auseinanderziehen (2). Spüren Sie auch hier den Zug, der durch das Wegbewegen des Zeigefingers entsteht, so intensiv wie möglich. Wiederholen Sie dies einige Male.

1

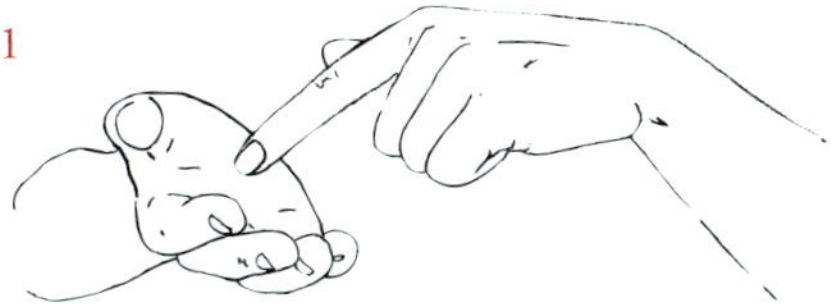

2

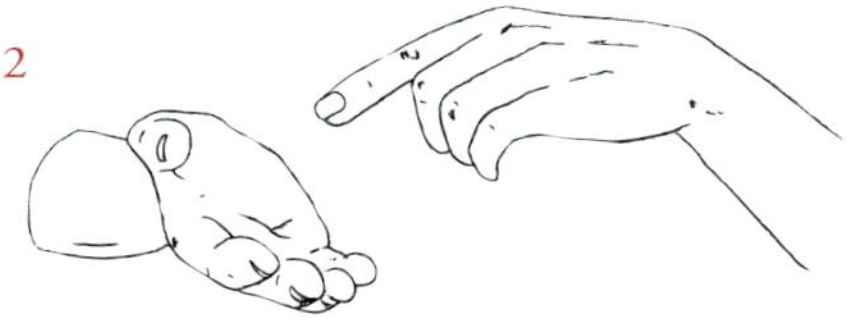

21 Fingerfeder

Bei der folgenden Übung können Sie Ihre Hände entweder auf einer Unterlage auflegen oder locker an der Körperseite hängen lassen.
Stellen Sie sich eine elastische Feder zwischen den Daumen und Zeigefingern einer jeden Hand vor. Drücken Sie eine der imaginären Federn sanft zusammen (1) und lassen Sie sie dann von einem Augenblick auf den anderen los. Die Finger sollten dabei auseinanderschnellen, als ob Sie tatsächlich eine zuvor zusammengedrückte Feder losließen. Führen Sie dies einige Male aus und wiederholen Sie es anschließend mit Daumen und Mittelfinger (2),

Daumen und Ringfinger (3) sowie Daumen und Kleinfinger (4) derselben Hand. Nun führen Sie die Bewegungen analog mit der anderen Hand aus. Mit der Zeit können Sie dazu übergehen, die imaginären Federn beider Hände gleichzeitig zu drücken. Gerne können Sie dabei unterschiedliche Finger miteinbeziehen, beispielsweise den Daumen und den Zeigefinger der rechten gemeinsam mit dem Daumen und dem Ringfinger der linken Hand.

1

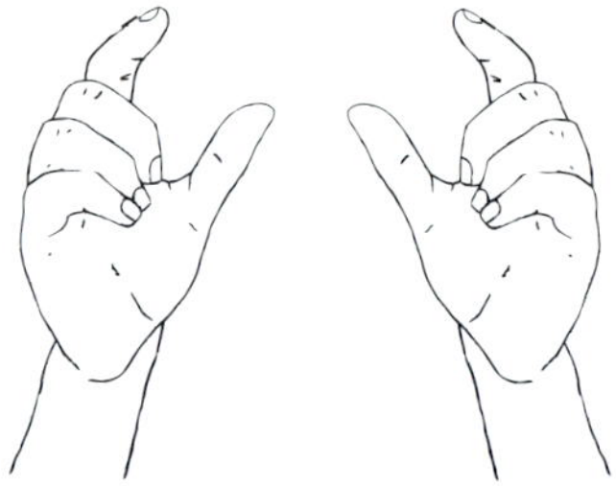

2

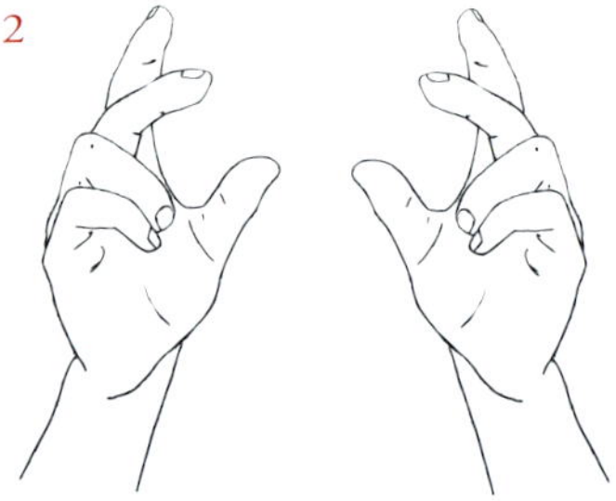

3

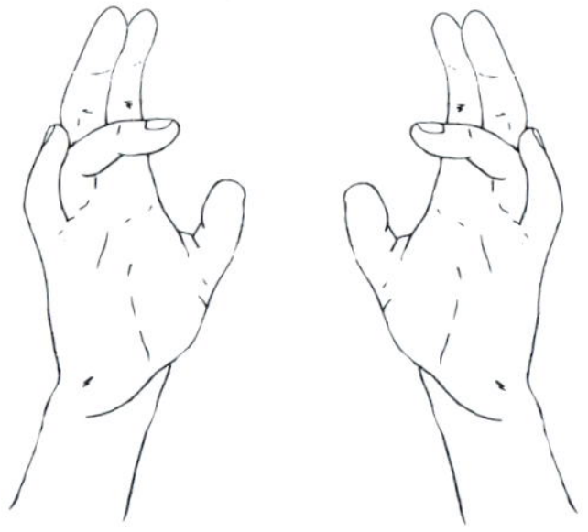

4

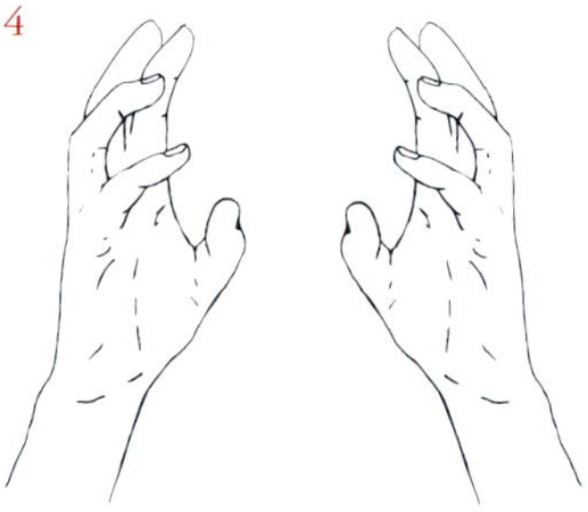

22 Matratze festhalten

Bei der folgenden Übung führen Sie Ihre Finger so zueinander, dass sie beinahe die Form eines Schnabeltiers annehmen – so als hielten Sie eine breite Matratze zwischen den Fingern. Im Stehen legen Sie Ihre Handrücken hinten so auf Gesäß- oder Hüfthöhe, dass Ihre Finger vom Körper wegzeigen. Stellen Sie sich vor, Sie stünden bis zu dieser Höhe im warmen Meer. Zugleich würden Sie mit den Händen die Matratze festhalten, die auf der Wasseroberfläche schwimmt und deren Ende sich zwischen Ihren Fingern befindet. Nun stellen Sie sich vor, dass von hinten eine Welle auf Ihren Körper trifft. Lassen Sie sich sanft mit dem ganzen Körper nach vorne wiegen und spüren Sie dabei so deutlich wie möglich, wie sich die imaginäre Matratze in Ihre Handfläche drückt. Entspannen Sie dabei die Finger.

Im Anschluss konzentrieren Sie sich darauf, wie es sich anfühlen würde, wenn sich nun die Welle wieder ins Meer zurückzieht. Lassen Sie das Wasser Ihren Körper sanft nach hinten ziehen und konzentrieren Sie sich darauf, die Matratze mit den Fingern festzuhalten. Versuchen Sie, die Finger nicht zu sehr anzuspannen, jedoch genug, um zu verhindern, dass Ihnen die Matratze entgleitet. Achten Sie darauf, die imaginäre Matratze mit allen zehn Fingern festzuhalten sowie diese wieder zu entspannen, wenn die nächste Welle von hinten kommt und Sie sanft nach vorne drückt. Wiederholen Sie dies einige Male.

Falls Sie die Übung im Sitzen ausführen möchten, legen Sie Ihre Unterarme bequem vor oder hinter sich auf eine stabile Unterlage, beispielsweise auf die Sitzfläche hinter Ihnen, falls Sie die Hände nach hinten legen. Ihre Hände sollten sich dabei frei in der Luft befinden und die Finger vom Körper wegzeigen. Stellen Sie sich auch hier vor, dass sich das Ende einer Matratze, die auf dieser Höhe auf einer Wasseroberfläche schwimmt, zwischen Ihren Fingern befindet. Stellen Sie sich eine Welle vor, die von vorne auf Ihre Hände trifft und die Matratze in Ihre Handflächen schiebt. Entspannen Sie dabei die Finger. Nach

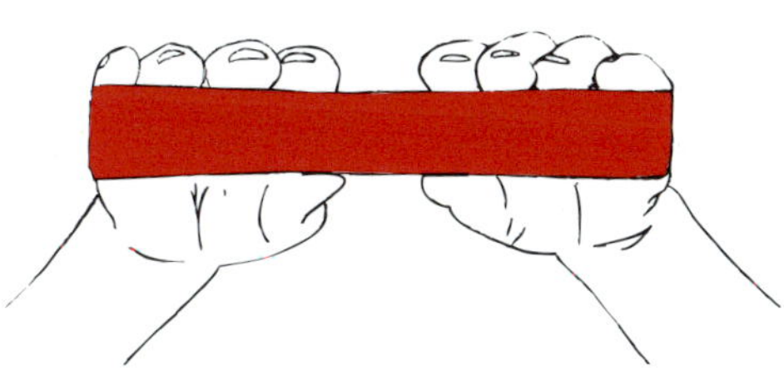

einigen Sekunden stellen Sie sich vor, dass sich das Wasser wieder ins offene, weite Meer zurückzieht, und spüren den leichten Sog an Ihren Händen. Spannen Sie dabei die Finger leicht an, um die imaginäre Matratze festzuhalten und zu verhindern, dass sie in das offene Meer hinausgezogen wird. Achten Sie auch hier darauf, den Druck, den Sie dabei auf die Matratze ausüben müssen, an allen zehn Fingern gleichzeitig zu spüren.

23 Heliumballons halten

Legen oder heben Sie Ihre Hände so vor sich, dass die Handflächen zueinander zeigen, und machen Sie eine lockere Faust. Stellen Sie sich dabei vor, dass Sie jeweils einen trichterförmigen kleinen Heliumballon mit den Händen umfassen. Der Abstand von den Fingern zu den Handflächen wird also von kleinem Finger zum Zeigefinger hin immer größer.

Halten Sie die beiden imaginären Heliumballons sanft in den Händen und spüren Sie dabei den Druck der einzelnen Finger auf dem jeweiligen Ballon so deutlich wie möglich. Achten Sie darauf, dass Sie nicht zu fest zudrücken, damit Sie keinen der Ballons zum Platzen bringen. Lösen Sie die Umklammerung sanft und langsam ein klein wenig auf, damit die imaginären Ballons nicht wegfliegen können. Versuchen Sie zu spüren, wie die Heliumballons nach oben abheben und beinahe durch Ihre Hände gleiten. Gehen Sie physisch mit den Händen nach oben hin mit, in die Richtung, in die sich die imaginären Ballons bewegen, damit Sie den Kontakt zu ihnen nicht verlieren.

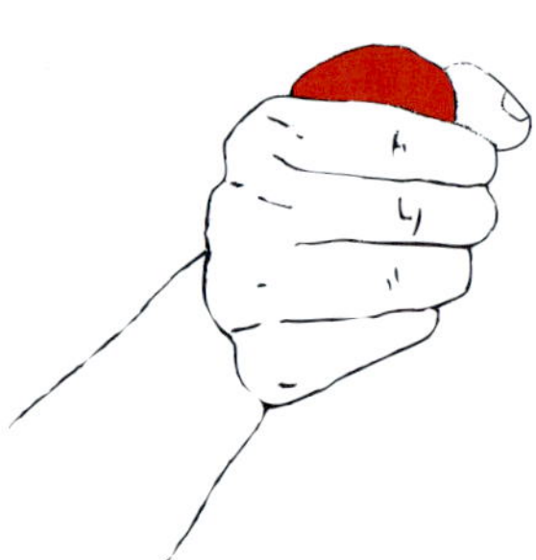

Schließen Sie die Hände wieder sanft, sodass die imaginären Ballons nicht mehr aufsteigen können, und bringen Sie die Hände wieder nach unten in die Anfangsposition. Spüren Sie dabei die Kraft, die Sie aufwenden müssten, um die Ballons entgegen ihrer Bewegungsrichtung nach unten zu bringen. Spüren Sie gleichzeitig auch so deutlich wie möglich den sanften Kontakt und den Druck, den Ihre Finger und die Handflächen dabei ausüben würden.

Wiederholen Sie die Bewegungsabfolge mehrere Male und teilen Sie dann das Nach-oben- bzw. -unten-Steigen in drei Abschnitte auf, in denen Sie jeweils fester zudrücken oder loslassen.

VARIANTE

Wenn Sie die Übung beherrschen, können Sie folgende Übungsvariante ausprobieren: Lassen Sie den Heliumballon in der linken Hand steigen, während Sie den Heliumballon der rechten Hand nach unten ziehen. Anschließend lassen Sie den rechten Heliumballon steigen und den linken sinken. Wiederholen Sie diesen Wechsel einige Minuten.

24 Vogel, Kugel und Feder

Heben Sie Ihre Hände etwa auf Brusthöhe so vor sich, dass die Handflächen nach oben zeigen.

Stellen Sie sich vor, es säße jeweils ein kleiner Spatz auf der Handfläche (1). Spüren Sie das Gewicht so deutlich wie möglich und bewegen Sie Ihre Hände einige Zentimeter auf und ab, so als wollten Sie ihm den Flugstart erleichtern. Bevor Sie diese Visualisierung loslassen, versuchen Sie sich vorzustellen, wie es sich anfühlen würde, wenn die beiden Spatzen aus Ihren Händen starten. Versuchen Sie, den Druck, der entsteht, wenn sie sich abstoßen, so deutlich wie möglich zu spüren. Anschließend stellen Sie sich etwas Schweres vor, beispielsweise einen schweren Stein (2). Halten Sie die Objekte in jeweils einer Handfläche und versuchen Sie, so deutlich wie möglich wahrzunehmen, wie das Gewicht Ihre Hand nach unten zu drücken versucht. Wechseln Sie dann die Vorstellung und stellen Sie sich jeweils eine Feder vor. Versuchen Sie auch hier, das Gewicht so lebhaft wie möglich zu visualisieren. Die Feder mag im Gegensatz zu dem schweren Stein sehr leicht sein. Sie sollten dennoch versuchen, das Gewicht so klar wie möglich wahrzunehmen. Spüren Sie, wie auch die imaginäre Feder die Handflächen sanft nach unten drückt.

Stellen Sie sich anschließend vor, Sie hielten jeweils eine fingerkuppengroße Kugel in Ihren Handflächen. Spüren Sie, wie das Gewicht der Kugeln Ihre Handflächen nach unten drückt und Sie dagegenhalten. Lassen Sie dann eine oder beide der imaginären Kugeln langsam von der Handfläche aus über die Unter- und Oberarme bis zur Schulter und wieder zurück rollen. Versuchen Sie, die Kugel so real wie möglich zu spüren und auszubalancieren, sodass sie nicht herunterfällt. Halten Sie sie anschließend wieder in den Handflächen.

Stellen Sie sich nun erneut vor, Sie hielten jeweils eine Feder in den Handflächen. Versuchen Sie zu erspüren, wie der Unterschied zwischen dem Halten einer Kugel und einer Feder ist.

1

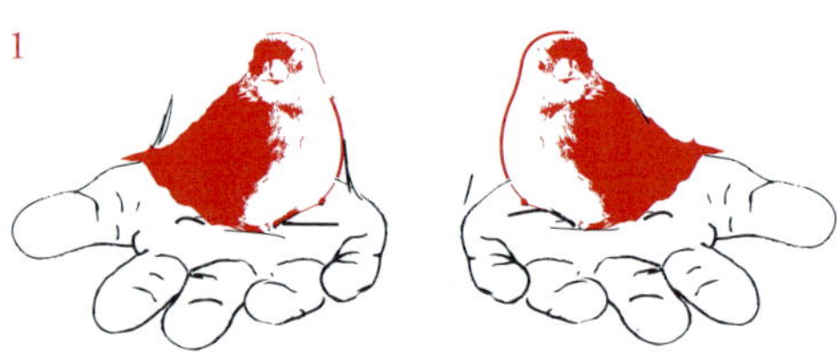

2

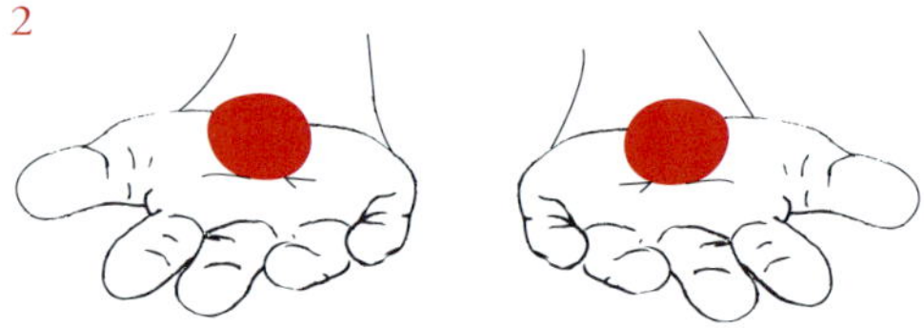

25 Energiezentren anreichern

Diese Übung sollten Sie erst durchführen, wenn Sie bei den vorherigen Übungen schon deutlich das Gefühl hatten, Qi wahrzunehmen. Achten Sie darauf, dass bei dieser Übung immer etwa eine halbe bis ganze Handbreite Abstand zwischen Händen und Oberkörper erhalten bleibt.

Bringen Sie die linke Hand mit der Handfläche nach oben auf Höhe des Dammpunktes (Punkt zwischen Genitalbereich und After). Bringen Sie die rechte Hand mit der Handfläche nach unten auf Höhe von etwa zwei Daumenbreit unter Ihrem Bauchnabel (1). Versuchen Sie, so deutlich wie möglich einen Ball zwischen den beiden Handflächen wahrzunehmen. Stellen Sie sich weiter vor, wie die Energie dieses Balls auf der gleichen Höhe in Ihren Bauchbereich gesendet wird. Heben Sie die rechte Hand langsam bis auf Solarplexushöhe nach oben, wobei die Handfläche weiterhin nach unten gerichtet bleibt. Die linke Hand behält ihre Position unverändert bei (2).

Versuchen Sie, sich sowohl auf den Bereich zwischen Daumen und Zeigefinger der rechten Hand als auch auf den Solarplexusbereich zu konzentrieren. Spüren Sie, wie sich die beiden Stellen des Körpers gegenseitig aktivieren. Halten Sie die Position für maximal eine halbe Minute und heben dann die rechte Hand weiter bis zur Mitte des Brustkorbs (3). Konzentrieren Sie sich erneut sowohl auf den Bereich zwischen Daumen und Zeigefinger als auch auf das Energiezentrum im Oberkörper. Halten Sie auch hier die Position für maximal eine halbe Minute. Auf dieselbe Weise fahren Sie fort, wenn Sie die Hand auf Höhe des Kehlkopfes (4) und anschließend vor den Punkt zwischen den Augenbrauen heben (5). Vor jedem erwähnten Bereich des Oberkörpers konzentrieren Sie sich auf den immer länglicher werdenden Ball zwischen den Handflächen. Spüren Sie zugleich, wie Energie in den jeweiligen Bereich des Oberkörpers fließt.

Abschließend bewegen Sie die rechte Hand auf dieselbe Art und Weise wieder nach unten, bis Sie wieder die Ausgangsposition erreicht haben.

Wiederholen Sie die Übung anschließend analog so, dass sich die linke Hand über der rechten befindet.

Um die Übung abzuschließen, legen Sie die Laogong-Punkte (siehe Seite 31) auf etwa zwei Daumenbreit unter den Bauchnabel. Hierbei befindet sich bei Frauen die linke Hand über der rechten, bei Männern die rechte Hand über der linken.

1

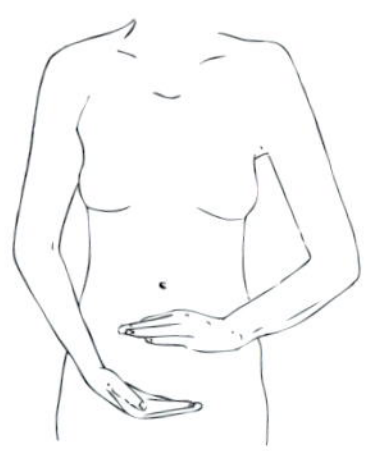

2

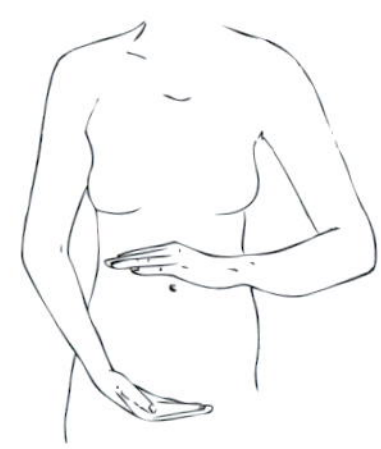

3

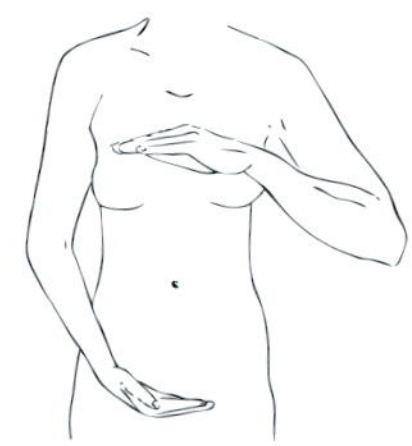

4

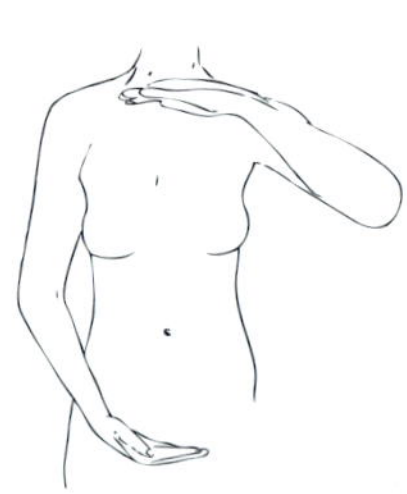

5

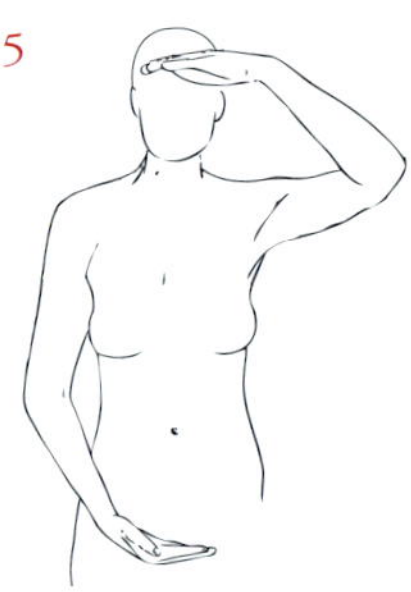

ANWENDUNG DER ÜBUNGEN 26–28 BEI VERLETZUNGEN

Wenn Sie die Übungen eine Zeit lang regelmäßig ausgeführt haben, können Sie auch versuchen, sie bei akuten Verletzungen anzuwenden.

26 Honigziehen

Diese Übung eignet sich besonders gut bei Verletzungen der Muskulatur oder der Gelenke.

Stellen Sie sich den Bereich, den Sie bei der Heilung unterstützen möchten, als einen Hohlraum vor. Bei einer Knieverletzung stellen Sie sich beispielsweise das Knie innen hohl vor und füllen es in Gedanken mit einem von Ihnen gewünschten zähflüssigen Material. Meist wird bei dieser Übung mit der Vorstellung von Honig gearbeitet. Stellen Sie sich weiter vor, Ihre Handflächen (insbesondere der Akupunkturpunkt Perikard 8, Laogong, siehe Seite 31) seien Magneten ähnlich, die den imaginären Honig anziehen und abstoßen können. Legen Sie die Hand, mit der Sie die Übung am liebsten ausführen oder von der Sie am stärksten das Gefühl hatten, bei den zuvor beschriebenen Übungen Energie wahrzunehmen, so neben die verletzte Stelle (in diesem Fall das Knie), dass die Handfläche zu der Stelle zeigt. Lassen Sie einige Zentimeter Abstand zwischen Knie und Handfläche und berühren Sie das Knie während der Übung nicht.

Nun bewegen Sie die Hand von dem Knie weg, wobei weiterhin die Handfläche zum Knie zeigt. Stellen Sie sich dabei vor, dass Sie den Honig oder ein anderes zähflüssiges Material sanft und langsam mitziehen. Wenn Sie mit Ihrer rechten Hand arbeiten und diese sich rechts neben dem betreffenden Knie befindet, ziehen Sie also im Geiste den Honig im Inneren des Körpers – in diesem Fall im Kniebereich – von links nach rechts. Wenn Sie möchten, kann er auch etwas aus dem Körper, über die Körpergrenzen hinaus, herausgezogen werden. Dann schieben Sie den imaginären Honig wieder sanft zurück und bewegen so den Honig im Körperinneren im Kniebereich wieder von rechts nach links.

Bei Lungenbeschwerden können Sie sich – um ein weiteres Beispiel zu geben – Honig im Brustraum vorstellen. Konzentrieren Sie sich, wenn Sie die Übung mit Organen durchführen, nicht direkt auf die Organe, sondern auf den Körperbereich, in dem das jeweilige Organ liegt. Bei Muskeln und Gelenken können Sie sich hingegen direkt auf die Stellen konzentrieren. Wenn Sie also gerne Ihre Lungen in die Übung einbeziehen möchten, konzentrieren Sie sich auf den gesamten Brustraum, ohne sich dabei die Lungen konkret vorzustellen.

Gut ist es, wenn Sie es schaffen, sich den Körperbereich komplett leer und nur mit Honig angefüllt vorzustellen. Nehmen Sie dann eine oder beide Hände mit den Handflächen zum Körper vor den Brustraum und bewegen Sie sie jeweils vom Körper weg, wobei Sie in Ihrer Vorstellung den Honig zur Körpervorderseite ziehen. Anschließend bewegen Sie sie wieder zum Körper hin, wenn Sie in der Vorstellung den Honig in den Brustbereich zur Körperrückseite zurück drücken.

Führen Sie die Übung unbedingt sehr langsam und sanft aus, da verletzte Körperbereiche sehr empfindlich und sensibel sind. Der Honig sollte fast in Zeitlupe bewegt werden. Achten Sie unbedingt auf Ihr Körpergefühl. Wenn die Stelle stark zu schmerzen beginnt, wie das bei einer akuten Knieverletzung oder einem verstauchten Knöchel der Fall sein kann, führen Sie die Übung noch langsamer und mit einer sanften, fast unmerklichen Vorstellung aus.

In manchen Fällen kann es sein, dass die Schmerzen kurzzeitig stärker werden, dies sollte jedoch nicht lange anhalten und wieder schwächer werden, sobald Sie die Übung langsamer und sanfter ausführen. Ist dies nicht der Fall, unterbrechen Sie die Übung und versuchen Sie sie zu einem späteren Zeitpunkt erneut. In der Zwischenzeit können Sie mit der im Folgenden beschriebenen Übung »Qifeld in der Anwendung« arbeiten.

27 Qifeld in der Anwendung

Die folgende Übung eignet sich bei schwereren oder kurz zuvor erfolgten Verletzungen besser als die Übung Honigziehen, da ihre Wirkung sanfter ist.

Hierbei führen Sie die auf Seite 72 beschriebene Übung »Qifeld aufbauen« aus. Wenn es möglich ist, wie beispielsweise am eigenen Knie oder Knöchel, führen Sie die Übung so durch, dass sich dabei die betroffene Körperstelle zwischen Ihren Handflächen befindet, ohne dass die Haut der Hände die Haut der Körperstelle berührt.
Versuchen Sie jedoch, die Körperstelle während der Übung so gut wie möglich zu ignorieren und sich nur auf Ihre Handflächen zu konzentrieren. Wenn sich die zwischen den Handflächen befindliche Körperstelle unangenehm oder schmerzend bemerkbar macht, vergrößern Sie die Entfernung zwischen den Handflächen. Energiefelder, die sich auf diese Weise aufbauen, können die Heilung unterstützen.
Es ist natürlich auch möglich, dies bei anderen Menschen durchzuführen. Achten Sie hierbei auf die Rückmeldung des Behandelten und vergrößern Sie auch hier den Abstand der Handflächen zueinander, falls die Übung als zu intensiv empfunden wird.

VARIANTE

In einer alternativ möglichen Form der Anwendung halten Sie die Hände so vor sich, dass sich die Handflächen vor der betreffenden Körperstelle befinden. Bewegen Sie die Hände so weit vom Körper weg, bis Sie sie gerade noch spüren. Stellen Sie sich vor, Sie schickten Energie sanft von den Laogong-Punkten aus durch den Körper hindurch ins Universum. Wenn Sie Ihre Lungen oder das Herz unterstützen möchten, ist es empfehlenswert, die Hände etwas höher (auf Höhe des Akupunkturpunktes Magen 13) zu halten.

28 Meereswellen in der Anwendung

Empfehlenswert bei Verletzungen ist auch die Übung »Wiegen im Meer« (siehe Seite 64). Sie dient dazu, uns umgebendes Qi stärker in einen bestimmten Körperbereich, in diesem Fall die Hände, zu bringen und dadurch dort den Energiefluss zu stärken, Blockaden zu beheben und bei Verletzungen die Heilung zu unterstützen. Gerne können Sie die Übung auch auf andere Körperbereiche ausweiten und das Wasser beispielsweise durch die Ellenbogen- oder Schultergelenke fließen lassen. Wem es gelingt, die Übung sehr behutsam auszuführen und sich sehr sanfte, kleine und langsame Wellen vorzustellen, der kann die Übung auch gerne bei Kopfschmerzen und Migräne anwenden. Hier ist es jedoch besonders wichtig, die leichte Vorstellung nicht zu einer zu konzentrierten Aufmerksamkeit werden zu lassen, damit der Kopf möglichst entspannt bleibt.

Wenn eine stärkere Verletzung oder stärkere Beschwerden vorliegen, konzentrieren Sie sich nicht direkt auf die entsprechende Stelle. Der Grund hierfür liegt darin, dass bei einer starken Visualisierungsfähigkeit zu viel Energie in ein ohnehin schon sehr sensibles Organ oder Körperteil geschickt werden könnte. Möchten Sie in einem solchen Fall beispielsweise Ihre Lungen oder Ihr Herz unterstützen, dann lassen Sie das Wasser durch den gesamten Oberkörper strömen. Visualisieren Sie nicht konkret das jeweilige Organ, sondern stellen Sie sich den Körperbereich, in dem es sich befindet, möglichst als leeren Raum vor, durch den sich das Wasser in kleinen, sanften Wellen bewegt. Auf diese Weise ziehen Sie ebenfalls unterstützendes Qi in den Körperbereich, jedoch ist es weniger konzentriert und wirkt somit sanfter.

29 Gesunder Körper

Bei dieser Übung setzen oder legen Sie sich in eine möglichst bequeme Position und schließen die Augen. Konzentrieren Sie sich auf den erkrankten Körperteil, stellen ihn sich jedoch komplett genesen und gesund vor. Halten Sie dieses Bild so lange vor Ihrem inneren Auge, wie es Ihnen möglich ist. Wenn Sie möchten, können Sie hierbei auch beliebige Situationen visualisieren, die Sie bei Gesundheit durchführen können. So können Sie sich beispielsweise bei einer Knieverletzung vorstellen, wie Sie heiter und unbeschwert laufen oder springen. Versuchen Sie sich hierauf einzulassen, wenn es möglich ist, und wiederholen Sie dies so oft wie möglich, so schwer es bei Schmerzen auch sein mag. Es mag wie Zeitverschwendung wirken, durch die man zusätzlich daran erinnert wird, was man gerade alles nicht machen kann, aber das ist es keineswegs. Wer sich damit intensiv beschäftigen möchte, dem sei Lektüre über das von Niels Bohr aufgestellte Komplementaritätsprinzip oder über Werner Heisenbergs Unschärferelation ans Herz gelegt. Auch die Werke des Arztes Larry Dossey, der die Heilwirkung von Gebeten in unzähligen Studien beschrieben hat, sind empfehlenswert. Dort wird auch einer der wichtigsten Aspekte der Übungspraxis erwähnt: Man muss versuchen, die Visualisierung emotional so real zu erleben, als sei die gewünschte Situation bereits eingetroffen. Die Wissenschaft bestätigt immer umfassender, dass unser Geist einen enormen Einfluss auf die Materie haben kann. In traditionellen Heilkünsten verwendet man diese scheinbar allzu einfachen Techniken der Visualisierung, um den Körper in seiner Heilung und Regeneration zu unterstützen und Gesundheit zu fördern. Hilfreich kann dabei auch die Vorstellung wirken, dass der jeweilige Körperbereich erstrahlt und jede einzelne Zelle in warmem Licht leuchtet.

意

ANHANG

Quellen

Chen, Jumin (www.ca1.ch)

Decety, J u.a.: Mapping motor representations with positron emission tomography. Nature 1994; 371(6498): 600-602

Decety, J u.a.: Vegetative response during imagined movement is proportional to mental effort. Behav Brain Res 1991; 42(1): 1-5

Decety, J: Do imagined and executed actions share the same neural substrate? Brain Res Cogn Brain Res 1996; 3(2): 87-93

Gera, B: Guolin Qigong, Irisiana Verlag, 2014

Hua, Liu u.a.: Changes in brain activation in stroke patients after mental practice and physical exercise: a functional MRI study. Neural Regen Res 2014; 9(15): 1474-1484

Lebon, F u.a.: Benefits of motor imagery training on muscle strength. J Stregth Cond Res 2010; 24(6): 1680-1687

Pascual-Leone, A u.a.: Modulation of muscle responses evoked by transcranial magnetic stimulation during the acquisition of new fine motor skills. J Neurophysiol 1995; 74(3): 1037-1045

Ranganathan, VK u.a.: From mental power to muscle power- gaining strength by using the mind. Neuropsychologia 2004; 42(7): 944-956

Zhao, F u.a.: Imaginary toe-tapping causes classic motor hand area activation in bilateral upper limb amutees. Proc Intl Soc Mag Reson Med 2011; 19: 3647

Danksagung

Ich danke meinen Eltern für die immerwährende Liebe und intensive Freundschaft. Meiner Mutter danke ich dafür, dass sie meine beste Freundin geworden ist und seit meiner Kindheit immer versucht hat, mich zu unterstützen und mir den Rücken zu stärken. Du warst der Grund dafür, dass ich begann, den Weg des Qigong und anderer Heilkünste auf diese Weise zu beschreiten, und dass ich nun das Wissen in meinem Unterricht und in Büchern weitergebe. Der Dank meiner Schüler gebührt somit dir. Und ich danke dir auch dafür, dass Qigong, Yiquan und andere traditionelle Heilkünste durch dich einen größeren Platz und Wert in meinem Leben eingenommen haben, denn sie bereichern jedes Leben ungemein. Meinem Vater danke ich für die Freundschaft und die Verbindung, die wir haben. Ich liebe euch und freue mich stets, wenn ihr bei mir seid.

Meinem Lehrer danke ich für die ständige intensive Unterstützung in allen Lebenslagen, die Freundschaft, Energie, Geduld, Offenheit, Warmherzigkeit und das Vertrauen. Danke für all die Impulse und Samen, die du gesät hast sowie weiterhin säst, täglich gießt und zum Wachsen ermutigst. Da es unmöglich ist, dir für alles zu danken, was ich dir bislang schon zu verdanken habe, danke ich dir an dieser Stelle einfach von Herzen für all das, was ich von dir und durch dich erfahren und gelernt habe. Danke, dass du uns täglich zeigst, wie innere Freiheit aussieht, uns daran teilhaben lässt und uns auf unserem Weg begleitest. Es ist eines der größten Geschenke, die mir bislang widerfahren sind.

Jumin, meinem Lehrer, der ein Freund der Familie geworden ist, danke ich für die Unterstützung in so vielen Bereichen – unsere Freundschaft, den intensiven Unterricht auf vielen verschiedenen Gebieten und all die Begegnungen und langen Gespräche. Ich habe in ihm einen sehr wertvollen und warmherzigen Menschen kennengelernt, der alle Qualitäten eines Lehrers

in sich vereint, sowohl menschlich als auch fachlich. Ich danke dir für alles. Die Übungen in diesem Buch entstammen seinem Wissensschatz und sind ein wirkliches Geschenk, das einen einfacheren und anderen Zugang zu Energien ermöglichen kann.
Auch Tjoeng danke ich für die Freundschaft, Verbindung und all unsere Gespräche.
Hélène, Anja und Gisela danke ich für die Unterstützung meiner Arbeit.
Emilia für unsere Verbindung und Freundschaft seit meinen Kindestagen.
Claudia und Laura für euer Lachen, die Freundschaft und die Zeit. Sybille und den Dichtern für die Gespräche und inspirierende gemeinsame Zeit.
Besonderen Dank an Doortje für das wundervolle Lektorat sowie Sven, Harry und Christiane für die Zusammenarbeit. Herzliche Grüße auch an Sarah und Anton. Weiteren Dank an das übrige Redaktions- und Herstellungsteam für die Unterstützung und Zusammenarbeit an diesem Buch sowie allen Menschen, denen ich bislang begegnet bin oder deren Werke ich gelesen habe, für die Möglichkeit, von ihnen zu lernen und zu wachsen. Besonderen Dank auch an meine Schüler, von denen ich genauso lerne wie sie von mir, für die herzlichen Begegnungen und entstandenen Freundschaften. Es ist eine Freude und Bereicherung, euch zu unterrichten, und ich danke euch, dass ihr mich an eurem Weg teilhaben lasst und mich auf dem meinen begleitet. Liebe Grüße an dieser Stelle auch an meine »Zwillingsschwester« Gisa. Jedes Mal, wenn ich besondere Bäume sehe, denke ich an dich.

Die Autorin

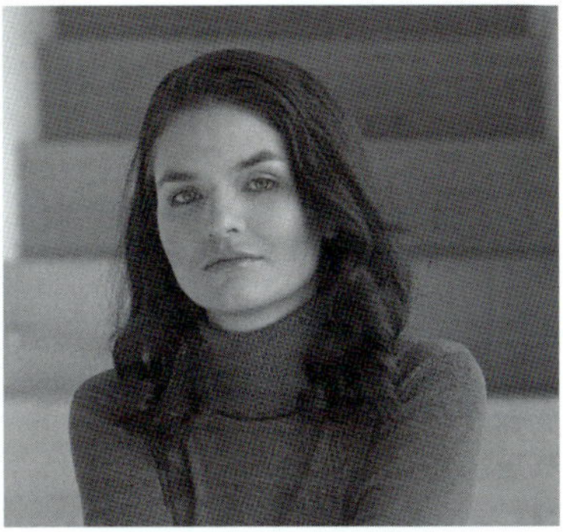

Bernadett Gera hatte über ihren Vater, einen Judoka, bereits in frühem Kindesalter Kontakt zu östlicher Medizin und Kultur. Dieses Wissen behielt Bernadett Gera jedoch vorerst für sich, studierte Ingenieurwesen und begann eine Arbeit bei dem größten Luft- und Raumfahrtkonzern Europas EADS. Als eine schwere Krebserkrankung bei ihrer Mutter diagnostiziert wurde, setzte sie sich intensiv mit unterschiedlichen Behandlungsmöglichkeiten und Ursachen von Krebs- und chronischen Erkrankungen auseinander. Sie erweiterte ihr Wissen über die Förderung der Selbstheilungskräfte, unter anderem durch Ausbildungen in verschiedenen Qigong-Arten. Um traditionelle chinesische Medizintexte im Original lesen zu können, absolvierte sie zusätzlich ein Sinologie-Studium. In ihren eigenen Forschungen verbindet sie seit über 15 Jahren die Erkenntnisse aus verschiedenen naturwissenschaftlichen Bereichen mit den Erfahrungen traditioneller Heilverfahren aus unterschiedlichen Kulturen und gibt sie in Ausbildungen weiter. Seit 2010 hält sie Seminare und Vorträge und arbeitet mit Ärzten, Heilpraktikern und Beratungsstellen zusammen. Ab 2013 weitete sie ihre Tätigkeiten auf das europäische Ausland aus. Weitere Informationen unter www.bernadettgera.de
@bernadettgeraofficial

Impressum

3. Auflage 2022

Projektleitung: Sven Beier

Redaktion: Dr. Doortje Cramer-Scharnagl, Edewecht

Satz: KompetenzCenter, Mönchengladbach

Umschlaggestaltung: Geviert, Grafik & Typografie

Umschlagmotiv: © Bernadett Gera

ISBN: 978-3-424-15330-9

Bildnachweis
Illustrationen: Bernadett Gera
Foto der Autorin: Irisiana Verlag/Christian M. Weiss

MIX
Paper from responsible sources
FSC® C004378

Klimaneutral*
Druckprodukt
ClimatePartner.com/14044-1912-1001

Penguin Random House Verlagsgruppe FSC® N001967

Druck und Bindung: PBtisk, a.s.
Printed in Czech Republic

Wirksame Hilfe von den Fingerspitzen und Zehen bis in den ganzen Körper

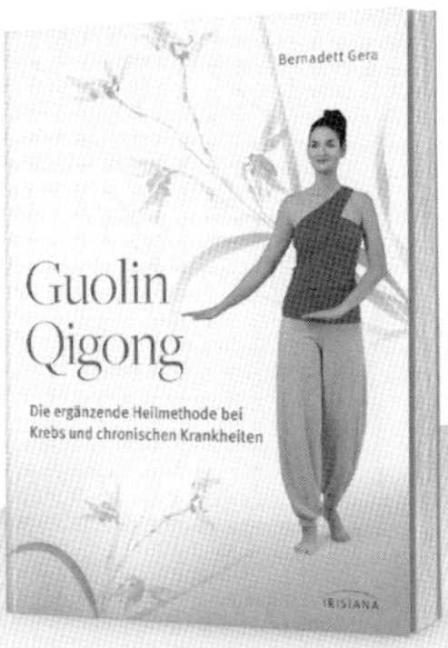

208 Seiten
ISBN 978-3-424-15250-0

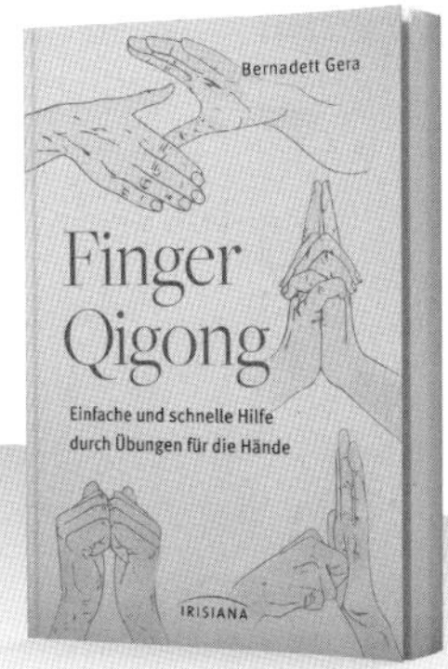

96 Seiten
ISBN 978-3-424-15292-0

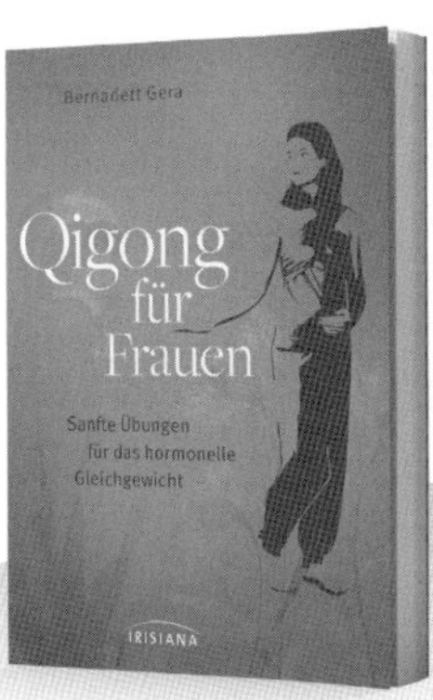

128 Seiten
ISBN 978-3-424-15357-6

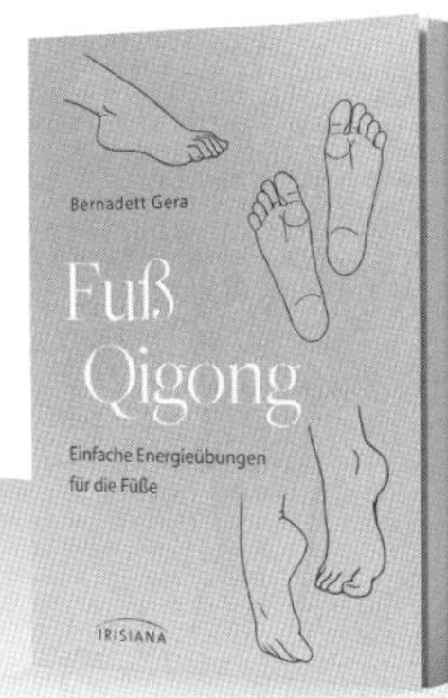

96 Seiten
ISBN 978-3-424-15344-6

Mehr Infos unter www.irisiana.de

IRISIANA